L'AUTOCOACHING

Dans la même collection

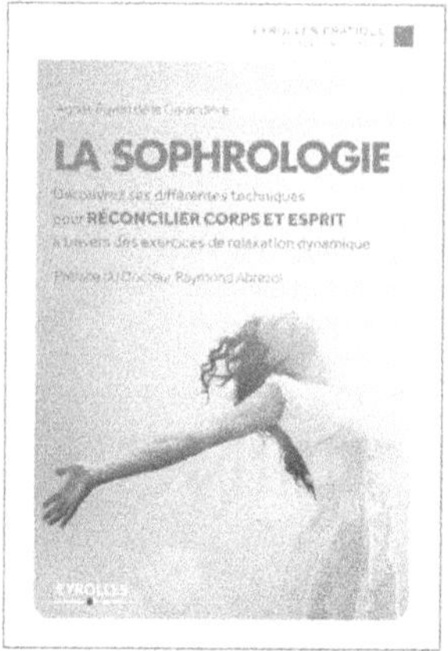

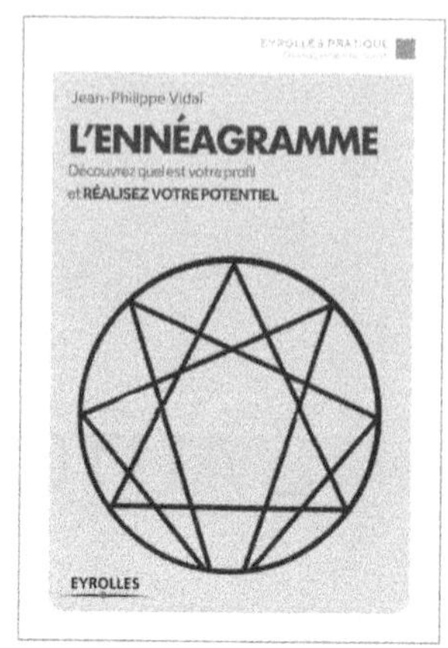

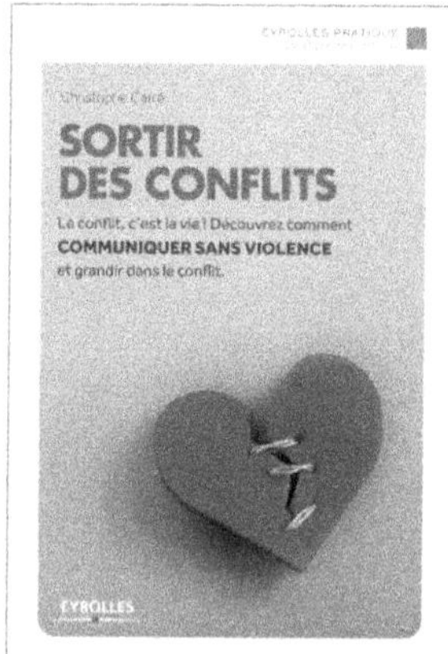

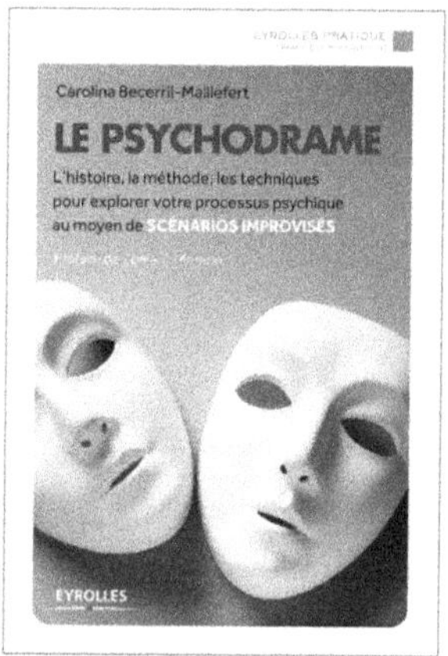

Catherine Cudicio

L'AUTOCOACHING

EYROLLES

Éditions Eyrolles
61, Bd Saint-Germain
75240 Paris Cedex 05
www.editions-eyrolles.com

Mise en pages : Istria

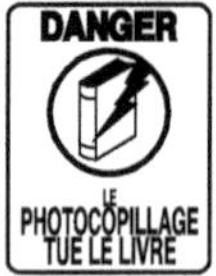

ISBN : 978-2-212-55793-0

SOMMAIRE

INTRODUCTION

L'autocoaching, c'est un style de vie, plus conscient, plus responsable, plus actif surtout. N'est-ce pas prendre un risque que de vouloir tout faire tout seul ? N'est-ce pas présumer de ses capacités ? Puis-je vraiment être mon propre coach ? L'autocoaching diffère du coaching parce qu'il s'agit d'une pratique purement personnelle, individuelle, où vous êtes l'expert de vous-même. Au fond, qui mieux que vous connaît votre expérience ?

Choisir l'autocoaching, c'est choisir de se faire confiance. Ce livre est fait pour vous y aider, car il rassemble non seulement mon expérience de coaching, mais aussi celle de mes clients. Pour moi, l'autocoaching, c'est l'aboutissement naturel d'un parcours de développement personnel, de soutien psychologique. Le coach a accompagné un projet et transmis des stratégies de performance et d'équilibre, qu'il vous appartient maintenant de continuer à appliquer et à bonifier.

Qu'allez-vous apprendre dans ce livre ?

- Bien connaître vos points forts et vos buts
- Élaborer un plan cohérent pour les atteindre
- Bien gérer les obstacles
- Inscrire vos actions dans la durée et l'évolution
- Gagner en confiance
- Renforcer votre équilibre
- Rendre vos actions plus performantes

Comment allez-vous apprendre ?

Grâce à de nombreux exercices, exemples, témoignages, des chapitres bien structurés permettant une lecture rapide et efficace.

Ce livre s'adresse à toute personne qui souhaite prendre sa vie en main, obtenir ce qu'elle désire, atteindre les buts qu'elle se donne, et aussi, sans aucun doute, venir en aide à ses proches, ses collaborateurs, ses amis. Ce livre s'adresse aussi aux coaches et experts de la relation d'aide, parce qu'il rassemble les fondamentaux de l'action performante : motivation, élaboration, mise en œuvre, évolution.

PARTIE 1

LES BASES DE L'AUTOCOACHING

Quand vous préparez un voyage, vous devez organiser l'itinéraire, choisir le meilleur moyen de transport, évaluer le temps, la distance, les coûts. L'autocoaching représente un ensemble de moyens pour atteindre un but qui compte parmi les plus importants : réussir votre projet de vie, qu'il soit personnel ou professionnel. Savoir avant de décider, choisir les avantages de l'autocoaching, se fixer des buts réalistes et s'engager sérieusement, tels sont les enjeux de cette partie.

CHAPITRE 1

CHOISIR L'AUTOCOACHING

Si j'étais un roi et ne le savais pas moi-même, je ne serais pas roi.

Maître Eckhart

Au programme

- Le coaching ou l'autocoaching
- Coaching d'expertise ou coaching de vie, un objectif : nous aider à prendre conscience de nos potentiels
- Les avantages de l'autocoaching

Nous sommes experts de notre expérience, et à ce titre, nous savons mieux que quiconque ce que nous aimons, ce que nous voulons. Mais si nous ignorons notre expertise, alors nous manquons de confiance et restons indécis. Ce chapitre se propose de définir l'autocoaching, de présenter ses avantages, ses moyens.

Le coaching ou l'autocoaching

Philippe

Philippe, 39 ans, technicien dans l'industrie agroalimentaire, me demande de l'aider à rédiger un livre. Il ne s'agit pas d'une biographie familiale, ni d'une autofiction, ni d'un texte à visée documentaire ou historique. Philippe veut écrire un roman, un vrai, et changer de vie, il se voit bien écrivain recevant des prix littéraires. Une ambition énorme, une vision précise des objectifs, une volonté à toute épreuve. Je me rends compte rapidement qu'il n'est pas prêt à me confier ses écrits ; ce qu'il est venu chercher, c'est autre chose. J'appelle ça un « passeport pour la gouvernance de soi » ; autrement dit, il me demande de l'aider à prendre la décision de devenir son propre coach. La suite des événements lui a donné raison : il a atteint ses buts et rédige actuellement son troisième roman.

Le coaching classique

Feuilletons n'importe quel magazine, nous y trouverons bon nombre de coaches. L'un vous apprend à suivre un régime, l'autre à séduire ou à éduquer vos enfants, un troisième à préparer entretiens et concours. Le coach fait partie de l'environnement culturel, il est partout. Mais d'où vient cette pratique ?

Au départ, le coach est un répétiteur qui aide les élèves à faire leurs devoirs. Il y a déjà bien l'idée de conduire l'élève vers un but : réussir son travail scolaire, acquérir des connaissances. Le mot anglais *coach* vient de « coche », qui désignait autrefois un bateau fluvial, un véhicule ; puis, par extension, le conducteur de ce moyen de transport. Le coaching, c'est un cheminement vers un but, et pour y arriver, on s'appuie sur les compétences d'un expert. Ainsi le coach apporte-t-il son aide et son savoir-faire pour conduire à bon port les passagers qui lui sont confiés. Le coach joue un rôle de guide, il montre la marche à suivre, aide à établir le meilleur itinéraire vers l'objectif, choisit les étapes, définit une « feuille de route ». Le guide a déjà parcouru le chemin, l'a exploré et peut en faire découvrir de nombreux aspects. L'expérience du coach permet de gagner en temps et en efficacité ; de nombreux professionnels, après avoir fait leurs preuves dans leur métier, s'orientent vers le coaching.

Le coach doit être une personne de confiance. Dans l'exemple précédent, Philippe se montre très prudent, il demande conseil, mais au fond, il est convaincu qu'il doit « y arriver tout seul ». Son projet, c'est son « bébé », il le protège, le nourrit, le fait grandir et aboutir, puis il s'en sépare pour aller vers une autre étape.

Olivia

Olivia, 25 ans, prépare un concours administratif difficile et cherche à mettre toutes les chances de son côté. Je supervise son coach, qui éprouve de grandes difficultés. Olivia lui demande sans cesse des « recettes », des « trucs », elle est preneuse de tout stratagème, et semble ne pas s'intéresser vraiment aux contenus du concours. Or, son coach a observé qu'elle avait de graves lacunes, et il sait d'expérience qu'aucun « truc » ne peut remplacer une étude sérieuse des contenus. Comment lui dire sans augmenter son stress ? Le problème d'Olivia c'est qu'elle vit dans une double peur de l'échec : ne pas arriver à mémoriser les contenus et échouer aux épreuves. Face à une telle situation, le meilleur des coaches est démuni, sauf à sortir de son rôle purement pédagogique et endosser celui du soutien psychologique…

Un coach expérimenté perçoit les potentiels ; il lui faut débusquer préjugés, inhibitions, conformismes, et faux objectifs. Ce que vous dit le coach n'est pas fait pour flatter votre vanité, ou au contraire vous apprendre l'humilité, mais pour faire émerger vos vrais talents. Bien que son rôle soit souvent restreint au « comment », c'est-à-dire aux moyens d'atteindre le but, il doit aussi explorer le « pourquoi », résidence de la motivation, clé de l'action gagnante.

Ce n'est pas le coach qui atteint le but, qui réalise la performance, ou se soumet à la sélection d'un concours ou d'un entretien. Les reportages télévisés montrent fréquemment les réactions du coach pendant le déroulement de l'épreuve : toute la gamme des émotions se déploie dans sa physionomie, ses sens sont aux aguets, aucun détail ne lui échappe. Que la performance soit gagnante ou perdante, il doit repérer avec précision le moindre détail susceptible ensuite d'être bien utilisé. Le coach joue en coulisse un rôle souvent décisif, mais toujours second, sa place est en retrait et non en première ligne. Performance sportive, préparation aux concours, projet personnel : le rôle du coach est de faciliter toute entreprise, non de travailler à votre place.

Mais alors, à quoi sert-il vraiment ? Coaching d'expertise ou coaching de vie, le but est de vous aider à prendre conscience de vos potentiels.

Un coach saura vous dire si les modèles d'excellence qui vous attirent sont vraiment réalistes. Il saura aussi vous faire prendre conscience des limites que vous vous imposez avec certaines habitudes ou modèles. Le vrai but d'un coaching, c'est de vous révéler en tant que vous-même, et non de vous contraindre à ressembler à quelqu'un d'autre…

Le coach vous aide à tirer le meilleur de vous-même. Souvent, il suffit de peu de chose pour surmonter un obstacle, mieux le connaître, bien le comprendre, distinguer ce que l'on croit de ce que l'on sait, s'appuyer sur des ressources psychologiques solides. Le coach est là pour vous aider à voir, dans une situation compliquée, les solutions accessibles. Dans une relation de coaching, que fait-on ? Pour l'essentiel, on compare, on évalue, on organise.

Henri

Henri est un excellent cavalier et il remporte régulièrement des compétitions, mais il n'arrive jamais à la perfection nécessaire pour passer au niveau qu'il veut atteindre. Pourquoi ? Avec son coach, ils ont étudié les techniques, les attitudes, les stratégies des meilleurs cavaliers, repéré les erreurs les plus fréquentes avant d'établir un programme d'entraînement tenant compte de ces informations. Le coach n'a fait que fournir des grilles de lecture pour parvenir à une évaluation réaliste, base d'une réorganisation. Avant cela, Henri se contentait de s'adresser des reproches et finissait par entretenir un stress intense et contreperformant. Après quelques semaines de préparation, Henri a brillamment remporté un concours prestigieux.

Les avantages de l'autocoaching

L'économie de moyens

Choisir d'être votre propre coach est la solution la plus économique, à condition de procéder avec méthode et motivation. Si vous en doutez, réfléchissez un instant, regardez autour de vous, et observez le nombre de gens qui ont investi dans du matériel de fitness, vélo d'appartement, banc de musculation, haltères et autres joujoux. Ils disposent des outils, des modes d'emploi, et imaginent qu'ils vont réaliser à terme de substantielles économies sur un budget sport incluant l'abonnement, les forfaits ou les licences d'une fédération.

Passé le premier engouement, ce matériel est remisé : on ne l'utilise plus. On dissimule tout cela dans un placard et on cherche ensuite à s'en défaire. Pourquoi ? Parce que la mise en œuvre d'un programme de fitness requiert l'expertise d'un coach sportif, et qu'il ne suffit pas d'avoir le matériel pour devenir expert. L'économie que l'on pensait réaliser se révèle au fond très coûteuse.

En va-t-il de même pour l'autocoaching ? Oui, dans le cas où vous achetez une méthode censée résoudre vos problèmes d'un coup de baguette magique, vous faire croire que vous allez en un rien de temps devenir beau, riche et célèbre. Ces méthodes foisonnent, la plupart, très onéreuses et parfaitement orchestrées, sont de redoutables outils commerciaux. Sérieusement, si on vous proposait en un rien de temps de devenir riche, beau et célèbre, refuseriez-vous ? Peut-être seriez-vous prudent, mais au fond, vous auriez terriblement envie d'y croire.

Pourtant, ces méthodes n'ont d'autre pouvoir que d'enrichir leurs fabricants et de vous rendre prisonnier d'un modèle de réussite standard qui ne vous convient pas nécessairement. Beaucoup de gens déçus et frustrés délaissent ces méthodes inefficaces. Après une mauvaise expérience, il est évident que la seule personne de qui on accepte conseils et directives, c'est soi-même ! Compter sur soi-même amène naturellement à choisir l'autocoaching.

L'autocoaching ne demande pas de matériel sophistiqué, pas de méthode hors de prix, ni l'intervention d'un expert, car le meilleur d'entre eux, c'est vous ! La véritable économie de l'autocoaching, c'est l'économie de moyens : de quoi avez-vous réellement besoin ?

L'autocoaching demande du temps pour réfléchir, se poser les bonnes questions, bien s'organiser, évaluer sa progression, ses objectifs. Mais ce temps se trouve facilement, car il n'exige pas de longs entretiens ni de transports. L'efficacité de l'autocoaching tient à la régularité. Il en va de même de toute pratique : si vous faites de la course à pied, mieux vaut vous entraîner régulièrement. Là, c'est un peu différent, car rien ne vous empêche de réfléchir en même temps que vous exécutez des tâches quotidiennes, voire routinières. Il est très facile de réfléchir en passant l'aspirateur ou en faisant votre jogging ! Le temps requis peut être pris à tout moment. Quelques minutes matin et soir pour considérer les tâches de la journée et en évaluer le résultat : une bonne habitude, qui gagne à être accompagnée d'une réflexion plus approfondie portant sur vos objectifs, vos priorités. Celle-ci se fera à travers les outils présentés dans ce livre.

Tous ceux qui ont une grande ambition politique, sociale, personnelle, admettent qu'ils y pensent tout le temps. C'est un des secrets de l'autocoaching. Focaliser sa pensée sur l'objectif est l'une des techniques les plus efficaces et les plus faciles à mettre en œuvre, le temps passé à cela est plus que productif. Savez-vous quel est le plus gros obstacle à l'épanouissement personnel ? L'interdiction de rêver, d'imaginer, et l'autocensure ! Les plus grands projets prennent source dans l'imagination. Le coach intervient sur ce thème, non pour vous apporter des solutions ou des recettes, mais pour stimuler votre capacité à les inventer. Comment un coach s'y prend-il pour stimuler votre imagination ? Avec des questions, des images, en vous connectant à vos ressentis, en vous aidant à envisager toutes les options face à un problème. Plus vous avez de choix et meilleures seront vos décisions, même si vous pouvez parfois avoir l'impression que cela ajoute une difficulté. Pensez-y ! Imaginez que face à une situation donnée, vous n'avez qu'un seul choix. Auriez-vous encore l'impression de décider quelque chose ? L'imagination doit être productive pour vous donner plus de choix. L'autocoaching est particulièrement favorable à ce travail créatif, car vous n'avez pas besoin de la limiter, seulement de sélectionner les possibles.

Chacun possède un talent, une intelligence, et peut mobiliser ses forces vers un but. Les exemples de personnes parties, comme on dit, « de rien » et ayant fait fortune ne sont pas si exceptionnels. Qu'est-ce qui fait la différence ? Ils ont tous eu recours à l'autocoaching, et utilisé de bons modèles de réussites. L'ambition caractérise le succès abouti ; sans ambition, pas de résultat.

Dans le coaching classique, le professionnel favorise votre ambition, car il sait d'expérience qu'elle joue un rôle fondamental. Or, nous avons tous une ambition souvent secrète ou bien réprimée, nous n'osons pas regarder vers le sommet parce que cela paraît « trop difficile », parce que nous nous jugeons incapables d'y arriver, ou pire, que nous estimons ne pas y « avoir droit ». L'autocoaching repose sur une ambition forte qu'il va libérer peu à peu. La souplesse est l'un de ses avantages : vous êtes décideur de votre projet et vous le conduisez à votre rythme. Certes, votre assiduité est primordiale, mais vos seules contraintes sont celles que vous choisissez.

Charlène

« J'étais caissière dans un petit supermarché au cœur d'une grande ville. Parmi mes collègues de travail, il y avait des étudiants, et je les enviais beaucoup. Je les regardais en me disant que je n'aurais pas été capable d'en faire autant. Mais un jour, ma vision a changé, j'ai commencé à me dire "pourquoi pas moi ?". Cela n'a pas été facile, j'ai dû commencer par préparer un examen d'entrée à l'université, j'ai redoublé ma première année, mais en m'organisant mieux, j'ai ensuite gravi tous les échelons. J'ai continué de travailler au supermarché pour financer mes études. Je suis allée à mon rythme, et aujourd'hui, je suis avocate... »

Charlène confie que le secret de sa réussite tient beaucoup à la souplesse ; même si elle a travaillé avec acharnement, elle n'a jamais ressenti cela comme un fardeau, mais au contraire comme une occasion de se libérer d'une vie professionnelle sans perspectives d'avenir. Ses efforts, soutenus par l'ambition, ont porté sur l'efficacité et l'organisation. Elle a établi un programme réaliste, qui a pris sans doute un peu plus de temps mais qui, finalement, lui a permis d'atteindre ses objectifs.

L'autocoaching est sans aucun doute la méthode qui valorise le plus votre pouvoir de décision : pas d'horaire, pas de rendez-vous, mais des réflexions à mener, des plans à établir, des tâches à accomplir. Pour tout cela, c'est vous qui décidez. Tout commence par vous et grâce à votre volonté. Rien ne la remplace, c'est la condition de l'autodiscipline ! Les personnes qui se sont libérées du tabac le disent très clairement : même s'il existe des médicaments capables de jouer un rôle dans le sevrage, rien ne s'accomplit sans la volonté. Les meilleurs remèdes perdent beaucoup de leur efficacité quand ils n'ont pas le soutien d'une volonté puissante. La souplesse de l'autocoaching, c'est celle que votre volonté vous impose, et, à ce niveau, vous êtes libre de fixer des limites, de prévoir des étapes, des haltes, des chemins de traverse. Un but clairement défini n'exclut pas quelques incidents de parcours, mais l'autocoaching vous permet de les considérer comme des diversions, des étapes, ou mieux encore des opportunités de réflexion et d'évaluation - en tout cas, rien qui vous empêche de progresser.

Norman

Ce Franco-Américain de 42 ans a été formé aux États-Unis. Les affaires, le commerce, la réussite professionnelle ne sont pour lui pas seulement des mots, mais un véritable style de vie. Mais voilà, Norman vit en France, où il a fondé sa famille. Il dirige une petite entreprise qui vend des services de consulting, de formation en gestion et management. Bien qu'il surpasse de loin la concurrence en termes de qualité de services, il ne parvient pas à atteindre ses objectifs de développement et il n'est pas loin de « mettre la clé sous la porte ». Il commence alors par parer au plus pressé, limiter au maximum les frais, et réfléchit. Il met à profit cet épisode pour élaborer une nouvelle stratégie, là où d'autres auraient cédé au découragement. Aujourd'hui, souriant, décontracté, il explique devant un auditoire de plusieurs centaines de personnes attentives comment il est sorti d'une trajectoire désastreuse pour rejoindre la voie du succès. Ses mots clés : ambition, volonté, mais aussi et surtout cette souplesse qui lui a permis de rebondir et de considérer un échec comme une étape, un problème temporaire à résoudre, un défi, en quelque sorte.

Des outils immédiatement accessibles

L'économie de moyens caractérise l'autocoaching : vous disposez déjà des deux outils les plus utiles et les plus efficaces pour atteindre vos buts, leur performance dépendra seulement de l'usage que vous en ferez. La réussite n'est pas une question de chance, encore moins de « don » : croire cela nous renverrait tout de suite à une pensée magique. Ce livre a pour ambition de montrer que, dès l'instant où nous décidons d'atteindre un but, nous pouvons mettre en œuvre les moyens nécessaires pour l'atteindre, parce que nous possédons tous les outils de base. L'autocoaching ne repose pas sur des croyances, mais seulement sur des outils communs à chacun. Quels sont-ils précisément ? Il s'agit d'abord de notre pensée, puis de notre expérience. Ce sont les outils que la psychologie cognitive et comportementale utilise pour aider les gens en proie à des difficultés. Penser et agir semblent très simples, pourtant, cela demande de se faire confiance et d'aller vers des objectifs clairs, positifs, bénéfiques.

Posez-vous la question suivante : « Comment est-ce que je sais que je pense ? » Se parler à soi-même est la réponse la plus fréquente, on cite cette « voix intérieure » comme la manifestation la plus évidente de la pensée. La pensée consciente fonctionne avec des représentations de choses qui existent en nous et en dehors de nous. Ces représentations se manifestent de façon sensorielle, c'est leur langage ; ainsi, on peut voir, entendre, sentir mentalement sans que la chose à laquelle on pense ne soit présente. Si je pense à quelqu'un que j'aime et qui me manque, je peux évoquer la personne absente, me souvenir de moments passés ensemble. Mais je peux aussi en parler en moi-même, dialoguer avec moi-même. Tous nos ressentis peuvent faire l'objet d'une conversation en soi-même. Quand on se sent coupable, on se fait des reproches sous la forme d'un dialogue intérieur. De même, en cas d'échec, on s'adresse des commentaires négatifs, souvent décourageants. Mais ce dialogue intérieur a bien d'autres utilités. Il peut aussi vous adresser des félicitations, vous donner la réplique quand vous préparez un projet, vous questionner, souligner un détail. Le dialogue intérieur joue un rôle de communication ; à vous de bien l'utiliser.

Il est vrai que l'on a souvent souligné ses « méfaits » : en effet, si on se répète des phrases décourageantes, on finit par se décourager. Dire que l'on commence « battu d'avance », que l'on « n'y arrivera jamais », ou s'exclure soi-même d'un rêve ou d'une ambition, c'est évidemment faire un usage négatif de son dialogue intérieur. Ce n'est cependant ni une obligation ni une fatalité…

Marianne

« Je venais d'avoir 54 ans et de me faire licencier de mon poste d'assistante de direction, l'entreprise se repliait sur un minimum de personnel en raison de la crise. Même si je savais que je n'étais pas fautive, je n'arrêtais pas de me répéter qu'à mon âge, je n'avais aucune chance de retrouver un emploi, peut-être même pas au plus bas de l'échelle. Je sombrais dans le découragement. Puis j'ai reçu une convocation pour un bilan de compétences. J'y suis allée, j'ai eu affaire à une personne pas vraiment sympathique, mais en même temps, quand j'en suis sortie, j'avais davantage conscience de mes possibilités : une excellente formation, de l'expérience, une capacité d'adaptation. J'ai commencé à chercher autrement, j'ai accepté des missions ponctuelles, et peu à peu, un nouveau projet est apparu. Plus j'avançais et mieux je m'organisais. Bientôt j'ai su que je pouvais évaluer mes résultats sans me dévaloriser. Six mois plus tard, j'ai été embauchée en CDI… »

Le cas de Marianne n'a rien d'exceptionnel : le dialogue intérieur peut être aussi bien positif que négatif. Comme on a tendance à voir surtout le côté négatif, le dialogue intérieur n'a pas très bonne réputation, il est même souvent désigné comme problème.

Le dialogue intérieur négatif ne requiert aucune réponse. Des phrases comme « Laisse tomber, tu n'y arriveras pas » sont sans réplique, il ne s'agit pas d'un dialogue mais d'un monologue : on parle tout seul. Avez-vous remarqué que les gens qui vous parlent font parfois comme si vous n'étiez là que comme un prétexte ? Ils n'attendent pas de réponse, et disent tout haut ce qu'ils ruminent.

Un véritable dialogue intérieur sera plus interrogatif. Faites vous-même la différence : « As-tu pensé à envoyer ton CV ? », « Que vas-tu faire de ton jour de congé ? », « As-tu suffisamment comparé les prix de ce matériel ? »

Il est cependant possible de passer d'un monologue négatif, fermé sur lui-même, à un dialogue positif, qui va dans le sens de vos intérêts, grâce à la reformulation. Si vous vous dites : « C'est trop difficile pour toi », cela masque autre chose, en l'occurrence un manque. Si on estime que quelque chose est trop difficile, c'est parce que l'on ressent une incapacité : physique, matérielle, intellectuelle, relationnelle...

Se dire que « c'est trop difficile » interdit toute tentative et construit un cocon dans lequel on est à l'abri d'un échec, d'une frustration encore plus grande. Et s'apitoyer sur son sort n'est pas si désagréable... Cependant, vous pouvez traduire votre monologue intérieur négatif en un dialogue intérieur constructif. Voyez plutôt la différence : si, au lieu de dire « C'est trop difficile pour toi », vous vous posez la question suivante : « Quelles sont les difficultés qui te bloquent ? » À cette interrogation, vous pourrez répondre, énoncer les difficultés et, en continuant votre recherche, au fil des questions, trouver des réponses, des options, des alternatives. En faisant cela, vous êtes entré dans le processus de l'autocoaching.

Exercice 1

Passer du monologue au questionnement

Lisez la phrase et construisez une question à laquelle vous pourrez répondre. Exemple : « Laisse tomber, tu ne vas pas y arriver ! » Question : « Qu'est-ce qui peut t'empêcher d'y arriver ? »

Extraits de monologue négatif :

Tu n'as pas droit à ça !
C'est trop difficile !
Tu vas droit dans le mur !
Tu es trop nul !
Personne ne s'intéresse à toi !
Tu n'es pas assez intelligent pour réussir !

Réponses possibles :

> Qui décide que je n'ai pas droit à ça ?
> Qu'est-ce qui te fait dire que c'est trop difficile ?
> De quel mur parles-tu ?
> Trop nul par rapport à quoi précisément ?
> As-tu vérifié ce que tu dis ?
> De quelle sorte d'intelligence parles-tu ?

Avez-vous déjà observé une poule ? Cet animal fait preuve d'une obstination sans limite. Quand on place un grillage entre une poule et son écuelle, au lieu de contourner l'obstacle, la poule continue à aller tout droit, donne des coups de bec acharnés sur le grillage, et pourrait continuer ainsi jusqu'à épuisement. Or, dans bien des cas, nous autres humains ne faisons guère mieux ! Quand, par exemple, on préfère se morfondre et continuer à espérer contre toute attente que l'être aimé finira par répondre à notre désir. Quand on accepte des frustrations, des déceptions, des échecs et que l'on prétend ne pas avoir d'autre choix. Quand on n'ose pas réprimander son enfant qui se conduit mal, ou encore que l'on se contente de se plaindre au lieu de remettre sérieusement en question ses erreurs. Au fond, souvent, tout se passe comme si on choisissait de subir l'échec au lieu de s'en servir comme d'une information utile afin de l'éviter à l'avenir.

Pourquoi agit-on de la sorte ? Pourquoi choisir plutôt le connu que l'inconnu ? La première raison, c'est la réticence à admettre que l'on s'est trompé, la seconde, c'est le manque d'énergie, de courage, de volonté pour se remettre en question. Cela reste malgré tout le meilleur moyen de surmonter un échec. Beaucoup de gens imaginent qu'il suffit de se tenir un monologue intérieur négatif pour se remettre en question ; c'est tout à fait faux. Si, après avoir commis une erreur, vous vous dites quelque chose comme « mais comment peux-tu être aussi stupide ! », cela ne vous prépare en rien à éviter de la refaire. En revanche, si vous considérez votre erreur comme l'indicateur d'un progrès à mettre en œuvre, vous travaillez dans le sens de l'amélioration, de la performance.

Kévin

Kévin, 24 ans, jeune diplômé, raconte qu'à son entrée en classe de 6e, il était plutôt bon élève. Il avait de grandes possibilités, mais il se bloquait facilement et ne progressait pas, du moins pas autant qu'il l'aurait souhaité. Son orgueil l'empêchait en effet de reconnaître ses erreurs, alors il passait très vite à autre chose et restait toujours dans la facilité. Bien plus tard, il raconte comment il a surmonté cela. « Quand je suis entré au collège, j'en voulais toujours aux profs qui me mettaient de mauvaises notes, je disais que c'était de leur faute, qu'ils passaient leur temps à me saquer. Si j'en étais resté à ce stade, je n'aurais jamais avancé, je serais resté moyen, pour ne pas dire médiocre. En fait, c'est grâce à mon petit frère que j'ai appris à bien utiliser mes erreurs. Je l'aidais à faire ses devoirs et je devais souvent lui expliquer des choses. Il avançait à pas de géant parce que toutes ses erreurs étaient des occasions d'apprendre. Quand j'ai compris ça, j'en ai fait autant, et là, mes résultats ont décollé ! »

Ce que vous avez appris lors de l'exercice précédent va maintenant servir de base à une utilisation intelligente et utile de votre expérience. Par exemple, vous êtes tombé amoureux et vous invitez cette personne à des sorties, mais cela ne paraît pas l'intéresser et, malgré votre insistance, elle refuse vos approches. Quel enseignement tirer de cette expérience ? Il y a plusieurs attitudes : faire des généralisations (« Toutes les filles sont égoïstes ! »), en tirer une superstition (« Il ne faut jamais tenter sa chance un jeudi ! »), blâmer l'autre (« Il est vraiment lourd ! »). Mais ces attitudes ne servent à rien, sauf à caricaturer la situation ; après tout, l'humour n'est pas une mauvaise solution pour se remettre d'un accroc à la vanité !

En cas d'échec ou d'erreur, de résultat non désiré, il y a deux questions indispensables à éclaircir en priorité. La première concerne le but, la seconde les moyens.

- **S'interroger sur l'objectif et les attentes :** Dans le cas de cet échec à attirer l'être aimé ou simplement convoité, vous pourrez vous demander si votre but était réaliste, adapté, pertinent. L'objet de votre convoitise était peut-être déjà en couple, ou dans une situation trop décalée par rapport à la vôtre… Cette interrogation sur l'objectif doit ensuite s'étendre à vos intentions ou vos attentes. Qu'espériez-vous précisément ? Cette attente pouvait-elle se partager ?
- **S'interroger sur les moyens :** Quel que soit le but désiré, vous mettez en œuvre des moyens pour l'atteindre, et il arrive que ceux-ci ne parviennent pas au résultat souhaité. Si, après les premières interrogations, vous concluez que votre objectif et vos attentes sont à la fois réalistes et légitimes, il va falloir revoir de plus près les moyens mis en œuvre.

Exercice 2

10 questions pour tirer profit de sa propre expérience

Pensez à une expérience dont vous gardez un vif souvenir, rassemblez les détails et concentrez-vous quelques instants, puis répondez aux questions suivantes.

1. Au cours de cette expérience, qu'est-ce que je ressentais ? (Citez une ou deux émotions.)
2. Au cours de cette expérience, qu'est-ce que je me disais ?
3. Une même expérience m'était-elle déjà arrivée ?
4. Quelles étaient mes attentes ?
5. Quel a été le résultat de cette expérience ?
6. Y avait-il un décalage entre mes attentes et le résultat ?
7. Qu'est-ce que j'en ai pensé ? Compris ?
8. Est-ce que cette expérience a modifié ma compréhension des situations similaires suivantes ?
9. En quoi ?
10. En une phrase, qu'est-ce que j'ai appris d'utile grâce à cette expérience ?

Avec ces 10 questions, vous pourrez analyser rapidement une situation. Quand on est impliqué, il est souvent difficile d'avoir une vision globale : on dit familièrement que l'on a le « nez dans le guidon ». Cela signifie que l'on focalise son attention sur des choses immédiates, sur les apparences, par exemple, et qu'on passe à côté d'autres informations tout aussi importantes mais moins directement accessibles.

Par exemple, vous grondez votre enfant qui a obtenu une note lamentable à son devoir ou vous décidez d'aller interpeller l'enseignant. Mais le vrai problème, c'est le mauvais résultat au devoir, et l'attitude vraiment utile serait d'en comprendre les causes et le mécanisme, et non de se mettre en colère contre l'élève ou son professeur… On peut aussi avoir tendance à se concentrer sur un détail comme pour masquer l'enjeu véritable. Faire « toute une histoire » quand il manque un petit détail révèle la présence d'une peur, d'un désir de tout contrôler. On grossit l'importance du détail, et plus il prend de volume, plus il cache le véritable problème, celui-là même auquel il faudrait d'urgence chercher une solution.

On comprend facilement que pour bien utiliser l'autocoaching, on ne devra jamais se mentir à soi-même, comme faire semblant de vouloir atteindre un but conforme à un modèle, mais inadapté pour soi. On peut se mentir de nombreuses manières, par exemple en examinant les choses d'un point de vue unique, et donc limité.

L'autocoaching surpasse le coaching classique sur ce point. Face à votre coach, vous essayez de donner une bonne image de vous ; c'est tout à fait légitime et cela prouve votre motivation. Toutefois, ce désir de se montrer sous un jour favorable incite souvent à ne pas parler ouvertement de ses difficultés, à les découper, les sélectionner afin de les rendre acceptables. C'est un procédé constant dans la communication : nous adaptons nos messages à la personne à qui ils s'adressent (on ne parle pas de la même façon à un adulte qu'à un enfant, à un chef qu'à un subalterne). Ces habitudes sont souvent justifiées, mais cela ne veut pas dire qu'il faut s'y soumettre sans les remettre en question ! En revanche, dans une relation d'aide ou de conseil, nous devons savoir avec précision ce que l'on ne dit pas à son coach ou son « psy », parce que ce non-dit contient des informations importantes.

Sabine

« Dans une démarche de recherche d'emploi, j'ai bénéficié des services d'une coach pour tout ce qui concernait mon image (coiffure, maquillage, vêtements, accessoires). Elle me demandait ce que j'aimais et je répondais à ses questions. Elle ne m'a jamais demandé ce que je n'aimais pas, mais moi je n'arrêtais pas d'y penser ; je me disais qu'elle me construisait une "bonne" image, mais que jamais je n'oserais me montrer sous ce jour, sauf peut-être seulement pour aller à un entretien. C'était trop décalé, trop voyant par rapport à mes critères... »

Dans l'exemple de Sabine, des informations utiles ne sont pas divulguées dans une relation avec une personne extérieure. Dans la pratique de l'autocoaching, de telles dissimulations n'ont aucune raison d'être. Pour aller plus loin, on peut dire qu'il n'y a pas d'autocoaching si la « main droite ignore ce que fait la main gauche », et dans cette perspective, voici les cinq questions clés pour éviter les tentations bien intentionnées de l'hypocrisie avec soi-même.

Exercice 3

5 questions clés pour ne pas se mentir à soi-même

Pensez à un résultat non désiré, ou plutôt, pour appeler les choses par leur nom, un « échec » que vous avez subi, et répondez aux questions suivantes.

1. Qu'est-ce que j'ai ressenti quand c'est arrivé, et qu'est-ce que j'ai prétendu ressentir dans ma « version officielle » de cet échec ?
2. Est-ce qu'à un moment ou un autre, j'ai invoqué la responsabilité d'autrui dans ce résultat non désiré ?
3. Ai-je cherché à me justifier, à me trouver des excuses ?
4. Étais-je conscient de mes propres responsabilités dans ce résultat ?
5. Ai-je invoqué l'une des trois raisons suivantes pour expliquer mon « échec » : temps, argent, opposition d'autrui ?

Synthèse

Ce chapitre montre les différences entre le coaching et l'autocoaching, et les avantages de celui-ci : économie de moyens, souplesse, fiabilité. Les outils de l'autocoaching sont basés sur deux capacités : passer du monologue au dialogue intérieur, et tirer profit de son expérience. La condition de réussite, c'est la totale sincérité envers soi.

CHAPITRE 2

L'ENGAGEMENT

La liberté n'est pas l'absence d'engagement,
mais la capacité de choisir.

Paulo Coelho, *Le Zahir*, Paris, J'ai lu, 2006

Au programme

- Le pacte avec soi
- S'organiser : rendez-vous avec soi
- Se motiver

Le pacte avec soi

Parler de pacte, de contrat, d'engagement, implique au moins deux parties, et un échange ; dans un pacte avec soi, qu'est-ce qui change ? Pour l'essentiel, c'est la manière dont on contrôle la progression et les résultats. Vous faites votre propre évaluation, cela va vous demander une grande probité.

Quand on s'engage vis-à-vis de soi, la promesse est encore plus forte : il y a un vrai défi, on veut se prouver quelque chose, et on sait que l'on devra se montrer impartial. Toute la force de l'autocoaching tient dans cette promesse, elle va vous motiver, vous soutenir, vous épauler à chaque instant de votre parcours.

Fixer des buts

Une vision d'ensemble des buts à atteindre s'impose. Pour l'instant, au moment du pacte, il s'agit d'un engagement global. Ainsi, si vous décidez enfin d'adopter une bonne hygiène de vie, vous pouvez intituler votre objectif « prendre vraiment soin de moi ». La plupart des buts peuvent se résumer ainsi.

Vous ne ferez pas « table rase » du passé ; c'est pure fiction de croire cela possible, et quand bien même, ce serait inutile et contre-productif. Savoir avec précision ce que l'on veut n'est pas une tâche aisée, il est souvent plus facile de commencer par énoncer ce que l'on ne veut pas ! Par exemple, les choses dont vous estimez qu'elles vous sont interdites, inaccessibles ou incontrôlables.

Jonathan veut devenir riche ; en cela, il ne se singularise pas vraiment : beaucoup de gens veulent devenir riches. Mais en réalité, il veut bien plus que cela : le montant de ses richesses doit s'accroître d'une façon particulière, bénéfique, Jonathan veut devenir riche en rendant les gens heureux. Au fond, il veut changer le monde ! L'enrichissement n'est donc qu'une conséquence de son but. Vous n'avez peut-être pas cette ambition, mais quel que soit votre but, vous devez le situer dans une perspective globale. L'autocoaching est une démarche qui peut apporter de grands changements dans votre vie ; il faut donc commencer très sérieusement par examiner ce qui est important pour vous, ce que vous voulez vraiment, ce qui vous correspond vraiment. Seules ces données auront la puissance requise pour vous maintenir dans la motivation.

Exercice 4

Les 3 boîtes

- Lisez ce qui suit et visualisez mentalement les consignes.
- Imaginez que vous vous trouvez dans un endroit calme et que vous disposez de tout votre temps. Devant vous, il y a trois boîtes ouvertes et disposées en ligne.

- Prenez celle de gauche écrivez « indécidable » sur l'étiquette et laissez la boîte s'emplir de tout ce que vous ne décidez pas directement, par exemple le temps qu'il fait, celui qui passe, votre âge, votre lieu de naissance.
- Quand c'est fait, refermez la boîte et prenez la suivante, celle du milieu, écrivez sur l'étiquette « les autres » et laissez-la se remplir des commentaires, des ragots, des opinions : même si vous les côtoyez, vous ne pourrez jamais les contrôler.
- À présent, fermez cette boîte et prenez la dernière ; écrivez « interdit » sur l'étiquette et mettez-y tout ce que vous vous interdisez de faire ou de dire, vos frustrations, vos déceptions.
- Maintenant, mettez ces trois boîtes dans une poubelle ou au feu : elles ne vous sont plus d'aucune utilité.

Cet exercice est une manière imagée de dire que vous ne devez vous investir que pour atteindre des buts qui dépendent de vous, et non de facteurs sur lesquels vous n'avez aucun pouvoir (le contenu des deux premières boîtes). L'autre condition, c'est de vous libérer de fausses contraintes, interdits injustifiés, fardeaux divers qui entravent l'expression de vos potentiels.

À présent, l'horizon de votre parcours d'autocoaching est bien dégagé, vous allez pouvoir vous concentrer sur l'essentiel et répondre à la question cruciale : qu'est-ce que je veux vraiment ?

Énoncer les termes de l'engagement

À partir du moment où vous avez répondu à cette question, vous allez pouvoir décider précisément à quoi vous vous engagez. Il ne s'agit pas de copier un modèle de contrat comme ceux que l'on signe dans le monde du travail ! Idéalement, votre engagement pourrait se résumer en une phrase capable à elle seule d'évoquer le but à atteindre.

Florence

Infirmière de 43 ans, Florence a fait une chute de VTT et s'en est sortie avec de multiples fractures. Très sportive, elle ne supportait pas l'idée de se voir réduite sinon à l'immobilité, du moins à un rôle de spectatrice. « J'étais consciente de la gravité de mes blessures, mais j'étais encore plus consciente de ma volonté de marcher à nouveau, normalement, sans boiter, sans avoir à prendre appui sur des béquilles. Je me suis fait le serment d'y arriver, et ça m'a aidée à tenir, car les progrès n'étaient pas très rapides et les séances de rééducation plutôt pénibles. » Florence sort d'un tiroir un petit carnet rouge, l'ouvre et montre la page où elle a écrit à la date du 5 février 2011 : « Je marcherai normalement au plus tard dans un an. »

Pour donner à votre engagement un véritable poids, vous devez le formaliser. Par écrit, par enregistrement audio ou vidéo… Quel que soit le moyen choisi, il doit laisser une trace. Pourquoi la trace est-elle importante ? Une trace laissée sur un support traverse le temps, elle reste accessible, on peut la voir, la toucher… La parole donnée sera ainsi encore plus puissante.

Que faut-il indiquer dans ce pacte ? Une date, des délais, un but formulé de manière affirmative, et même un « plan B » n'est pas inutile. Florence refuse de renoncer à son autonomie, elle est prête à la patience et à l'endurance pour retrouver une marche normale, même si elle sait qu'elle devra modifier ses choix sportifs. Beaucoup de gens qui par exemple s'engagent dans une nouvelle hygiène de vie, comme la minceur, savent aussi très bien ce qu'ils veulent éviter : grossir, mettre leur santé en péril. Mais il est clair qu'un engagement valable doit être affirmatif. Si vous dites que vous ne voulez pas grossir, vous ne dites pas que vous voulez être svelte, or, votre but, c'est la minceur ! Il est important aussi de préciser les raisons qui pourraient vous libérer de l'engagement, ou vous contraindre à différer le projet. Certains buts peuvent vous tenter, mais ce n'est qu'avec un peu d'expérience que vous pourrez vraiment savoir s'ils vous conviennent vraiment.

Pour que votre engagement soit clair, vous devez l'exprimer de façon affirmative, précise et claire, notamment pour évaluer votre progression. Dès l'engagement, appliquez ces quatre règles.

Exercice 5

Les quatre règles de formulation de l'engagement

1. Indiquer la date à laquelle l'engagement est pris.
2. Indiquer le but à atteindre et le délai imparti.
3. Indiquer une ou deux raisons qui vous libéreraient de votre engagement.
4. Utiliser une phrase affirmative.

À vous maintenant de compléter la phrase type pour l'engagement d'autocoaching :

À la date de… je m'engage dans un parcours d'autocoaching pour obtenir… dans un délai de…

S'organiser : rendez-vous avec soi

Une fois votre engagement pris, il vous reste à définir la mise en œuvre. Vous le savez, tout projet exige constance et régularité. Si vous vous préparez en vue d'une compétition, vous ne devez pas manquer vos séances d'entraînement ; de même, si vous êtes un professionnel de la musique ou de la danse, pour maintenir votre niveau d'excellence, vous devez pratiquer quotidiennement…

L'autocoaching ne procède pas autrement : il s'agit d'un travail sur soi qui va dans le sens de votre épanouissement. Vous ne devez pas l'oublier, surtout si vous avez établi un programme un peu contraignant et que, certains jours, votre motivation fléchit. Votre volonté prend alors le relais par le biais de l'autodiscipline que vous acceptez. Pour arriver à bien vous organiser, vous avez à identifier vos véritables priorités, puis à établir le rythme de vos rendez-vous avec vous-même.

Établir des priorités

Comment occupez-vous votre temps, comment gérez-vous vos lieux de vie ? Si vous réfléchissez, vous vous apercevez qu'il s'agit toujours d'une répartition des tâches et des espaces. Bertrand ne commence pas sa journée sans avoir fait 30 minutes de course à pied ; Clarisse, à la même heure, fait tout à la hâte pour arriver... en retard à son travail.

Clarisse

26 ans, technicienne de laboratoire, elle témoigne de sa désorganisation. « J'ai beau me dépêcher, il y a toujours quelque chose qui se présente et me met en retard. Parfois c'est ma mère qui téléphone, d'autres fois, je n'arrive pas à retrouver la tenue que je veux porter, ou encore j'ai égaré les clés de la voiture, ou bien je vois des choses qui traînent dans la maison, mais le plus souvent, quand je regarde mes courriels, je vois aussi des choses qui m'intéressent et je me mets à parcourir l'Internet. Le temps passe, et je suis en retard. »

Il ne s'agit évidemment pas de se soumettre à un agenda tyrannique, mais une fois qu'on a établi fermement ses priorités, on gagne en tranquillité et en efficacité. Comment faire ? Par exemple en commençant par prendre conscience de l'ensemble des tâches que l'on veut effectuer chaque jour, chaque semaine, chaque mois.

Exercice 6

Une journée bien remplie

Concentrez-vous sur le sentiment d'avoir passé une bonne journée bien remplie, une journée où vous n'avez ressenti ni l'ennui, ni l'inutilité, ni la frustration d'avoir failli à vos obligations.

Maintenant, identifiez chaque tâche accomplie.

Classez-les selon que vous les jugez importantes, indispensables, urgentes.

Comparez la place accordée aux tâches urgentes par rapport aux autres tâches. Cette place est-elle trop importante ?

Le sentiment d'équilibre à l'issue d'une journée bien remplie et satisfaisante n'est pas le fruit du hasard : il est dû à une juste répartition des tâches selon leur degré d'importance. Plus les tâches jugées « urgentes » prennent le pas sur les autres, plus vous avez le sentiment d'être débordé, de perdre vos capacités de choix, de décision. À l'issue de cet exercice, vous pouvez fixer un pourcentage de votre temps réservé à l'urgence.

Un classement selon d'autres critères, comme le bénéficiaire de vos actions, permet d'approfondir. Dans une journée bien remplie, avez-vous fait quelque chose principalement pour vous, votre bien-être, votre carrière, votre culture, vos compétences ?

Plus vous faites de choses dont vous n'êtes qu'un bénéficiaire indirect (obéir à des ordres, exécuter des tâches imposées et routinières, assumer des missions au service de vos proches), moins vous êtes décideur de votre vie. Cela ne signifie pas que ces tâches soient inutiles ou injustifiées, bien entendu : il est important d'exécuter les tâches qu'impose son travail, ne serait-ce que pour des raisons économiques. De même, certaines tâches sont relatives à votre rôle au sein de votre famille ou de votre couple, mais vous êtes conscient qu'elles ne peuvent pas à elles seules vous apporter un réel épanouissement. Le modèle traditionnel de la femme au foyer, par exemple, n'attire plus guère les jeunes filles en quête d'accomplissement personnel. Les jeunes hommes ne rêvent pas non plus d'une épouse claquemurée à la maison, dont l'horizon se limite aux courses, au ménage, à la cuisine et au soin des enfants.

Une journée satisfaisante n'est donc pas seulement bien remplie avec des tâches exécutées par obligation professionnelle ou familiale. L'exercice suivant va vous permettre de bien faire la différence entre les tâches et de repérer la place de chacune.

Exercice 7

Pour qui travaillez-vous ?

Concentrez-vous sur une journée typique de votre vie.

Établissez la liste des tâches accomplies au cours de la journée, puis classez-les en fonction des trois critères suivants :

- Ce que je fais parce que c'est une obligation professionnelle ;
- Ce que je fais parce que c'est une obligation familiale ;
- Ce que je fais pour moi.

Parmi ces trois critères, lequel regroupe le plus de tâches ?

Parmi ces trois critères, lequel regroupe le moins de tâches ?

> **Résultat :** vous travaillez en priorité pour le critère qui regroupe le plus de tâches.

Pour l'autocoaching, la priorité est donnée à l'équilibre. Pourquoi ? Parce que faute d'équilibre, nous dispersons nos efforts inutilement. C'est pourquoi il est très important d'établir les bonnes priorités, sans qu'elles soient cependant définitives ou contraignantes.

Lucie

35 ans, chef d'une petite entreprise de services à la personne. « J'ai débuté mon activité il y a déjà cinq ans, et je dois dire qu'à ce moment-là, je n'ai fait que travailler pour ce projet. Cela ne plaisait pas vraiment à mon entourage, mais j'ai tenu bon, et aujourd'hui, je ne le regrette pas. À l'époque, la priorité absolue, c'était mon travail, puis, peu à peu, j'ai pris conscience que je risquais de me faire dévorer : mon emploi du temps devenait bien trop chargé, je n'avais plus une minute à moi. Alors je me suis organisée, j'ai donné la priorité aux tâches de direction et de gestion, j'ai recruté une collaboratrice et j'ai pu prendre de la distance par rapport à mon travail. Aujourd'hui, je me prépare à ouvrir ma troisième agence, et mes ambitions ne s'arrêtent pas là ! »

Quel que soit votre but, vous devez vous donner les moyens de l'accomplir. Ce sont surtout les moyens psychologiques auxquels il est utile de prêter attention. On a souvent tendance en effet à avancer des prétextes, de bonnes raisons pour faire ou ne pas faire quelque chose. Parmi les moyens psychologiques, il y a beaucoup d'évaluation. On juge qu'une chose est importante ou inutile, essentielle ou secondaire, et ce jugement est à la base de la motivation. On n'est jamais pressé de faire une chose jugée inutile ou secondaire, alors qu'on dispose de toute l'énergie nécessaire pour ce que l'on estime digne d'intérêt.

Donner la priorité à quelque chose suppose une hiérarchie ; chacun en possède une pour classer ses critères, et donc orienter ses évaluations. Si la valeur famille passe avant tout le reste, vous acceptez généralement de ne pas occuper un emploi très valorisant, vous en masquez les avanies, et votre attention se porte surtout sur les moments où vous ne « travaillez » pas à cet emploi. Si la valeur travail passe avant tout, vous ne voyez aucun inconvénient à rester tard au bureau, à investir beaucoup d'énergie dans l'exécution de vos missions, quitte à être moins présent auprès de votre famille. Si la valeur personnelle passe avant les autres, le travail est vécu comme un passage obligé et non comme un contexte de possible valorisation.

Il vous faut bien repérer vos valeurs, les plus influentes sur votre vie, parce que ce sont elles qui vous permettront d'établir vos véritables priorités.

Exercice 8

Votre hiérarchie de valeurs

Voici une liste de valeurs parmi les plus fréquemment citées (elle est loin d'être complète !).

Dans un premier temps, vérifiez que les vôtres y figurent ; si ce n'est pas le cas, complétez ou modifiez la liste.

Audace, autonomie, amour, compétence, courage, intelligence, sens du devoir, famille, générosité, honnêteté, loyauté, travail, qualité, réalisme, respect, richesse, sincérité, tolérance...

Classez-les par ordre d'importance puis sélectionnez les 3 plus importantes pour vous.

Pour chaque valeur, indiquez une attitude, un comportement qui vous permet de l'exprimer (par exemple, si vous mettez la sincérité en premier, posez-vous la question de savoir ce que vous faites ou ne faites pas pour répondre à votre exigence de sincérité).

Prendre du temps pour soi

Avez-vous remarqué que le manque de temps est la justification de beaucoup de nos oublis, négligences et autres défaillances ? Janine s'est inscrite à une salle de sport, bien décidée à y faire un passage quotidien après son travail. Mais au bout de la deuxième semaine de cette nouvelle habitude, elle a commencé à trouver de bonnes raisons de la faire passer à l'arrière-plan de ses priorités. Pourquoi ? Par manque de temps.

Pourtant, il n'est pas très juste de dire que l'on manque de temps ou que l'on ne sait pas quoi en faire, parce que le temps n'est pas une denrée que l'on pourrait entreposer et répartir comme on le ferait d'un capital. La seule chose que l'on peut décider, en partie au moins, c'est l'organisation : quelles sont les activités de votre vie qui ont « droit » au plus de temps ? Dans la section précédente, on a établi des priorités bien cadrées dans des valeurs. Revenez un bref instant sur l'exemple de Janine qui renonce à sa « bonne résolution ». La vraie raison de ce renoncement n'est pas le manque de temps, mais le décalage entre l'activité et les valeurs. La pratique du fitness correspond à des valeurs qui ne figurent pas ou pas assez dans celles de Janine. Si elle adhérait pleinement à la « culture » du corps, et à la sociabilité de l'activité fitness, la question du temps ne se poserait même pas.

Stéphanie

Agent commercial, 29 ans, Stéphanie a une vie professionnelle intense et une vie de couple très satisfaisante. Néanmoins, elle a un regret, ou plutôt une sorte de frustration, parce qu'elle a abandonné sa pratique du piano. Bien qu'elle n'ait aucune prétention à devenir une vedette, elle sent qu'elle doit cultiver sa fibre artistique, que ce serait là un moyen de se détendre, de se ressourcer. Elle relate : « Un jour, j'ai téléphoné à mon ancienne prof de piano, par chance elle était là, elle n'avait pas changé d'adresse ni de numéro. Elle m'a donné rendez-vous et cela m'a fait un tel plaisir que je n'ai jamais manqué un cours... Cela fait 3 ans aujourd'hui ! Ces rendez-vous étaient indispensables, parce que toute seule, je n'aurais peut-être pas eu la volonté de poursuivre... »

En pratique, comment prendre du temps pour soi ? Et si la question ne se posait même pas ? Vous voilà engagé dans votre autocoaching ; même si votre but n'est pas encore finement précisé, vous savez vers quoi vous voulez aller. Vous avez établi vos priorités dans les principaux secteurs de votre vie, et vous connaissez vos valeurs.

Pensez un instant à un objectif que vous avez atteint et qui vous a donné une grande satisfaction, et demandez-vous s'il a été difficile de trouver du temps à lui consacrer. Voici quelques astuces pour vous aider à prendre du temps pour vous :

- **Faire la sieste :** les gens qui pratiquent la sieste ne restent pas des heures à paresser vautrés sur un canapé, une vingtaine de minutes suffisent pour se détendre et se reposer. Le bien-être physique est indispensable, et vous ne devez pas attendre de « craquer » pour vous reposer.
- **Méditer :** une pratique régulière de la méditation ne demande que quelques minutes chaque jour. Cette habitude vous permet de vous concentrer sans effort et de travailler avec de meilleures performances.
- **Tenir un journal :** cette activité permet de faire le point sur les actions et les décisions, mais surtout, vous pouvez toujours vous reporter à votre journal afin de mesurer vos progressions, de renouer avec des idées ou des ressentis éprouvés dans un passé proche ou plus lointain.

Maintenant, comment faire pour que ce type d'habitude ne devienne pas une corvée ou une contrainte ? Il faut procéder logiquement. On sait déjà que l'on peut aimer quelque chose sans nécessairement en vouloir tous les jours. Si vous aimez jardiner, peut-être que certains jours, vous préférez tout de même faire autre chose. Ceci posé, il est bon de s'interroger sur la place que vous donnez à l'activité en question : est-ce toujours une priorité ? Et, chaque fois que vous faites passer autre chose à la place de votre « temps pour vous », demandez-vous de quoi il s'agit, quelle sorte de contrainte est la plus forte.

Quand tout ceci est clair, quelques stratagèmes technologiques peuvent vous aider. Si vous travaillez avec un ordinateur, un agenda en ligne, vous pouvez vous envoyer des alertes par mail, par messages instantanés, ou encore par texto, rappels bien pratiques quand on ne veut pas oublier quelque chose.Quand ils servent à vous indiquer que l'heure du rendez-vous avec vous-même est arrivée, ils jouent un rôle de relais de votre dialogue intérieur. En ce sens, ils peuvent très utilement réactiver votre réflexion.

Il est parfois un peu compliqué de dire que l'on veut du temps pour soi, par peur des commentaires de la famille ou de l'entourage social et professionnel. Quand c'est le cas, pensez plutôt en termes d'utilité : « Je fais telle activité, je prends telle décision parce que c'est utile. » À vous ensuite de décider à quoi et dans quel contexte c'est utile.

Élie

53 ans, chef d'une PME, Élie vit dans le stress permanent et passe toute sa vie au travail. Mais il est un jour contraint de s'arrêter suite à des ennuis de santé. Il va falloir changer ses habitudes, adopter une autre hygiène de vie. Il témoigne : « Mon premier souci était de me dire "mais combien de temps cela va me prendre" ! Et là, vraiment, c'était insoluble. J'ai vraiment pris conscience que je passais à côté de quelque chose dans la relation avec mes enfants. Je les voyais s'éloigner de moi, parce que je n'étais tout simplement pas là. Et ça, c'était vraiment insupportable. Comme, d'un autre côté, j'étais incapable de prendre du temps "pour moi", j'ai aménagé mon temps de façon à en prendre pour eux... Au final, je suis largement gagnant, je passe de bons moments en famille, je suis plus serein au travail, et ça, c'est vraiment bon pour les affaires ! »

Se motiver

Plus on est motivé, plus on se donne de chances d'atteindre son but. C'est une évidence, et si vous voulez renforcer votre motivation, il vous sera utile de comprendre comment la vôtre fonctionne.

On distingue généralement deux types de motivation : celle qui dépend du résultat et celle qui est liée à la tâche. Quand on mobilise les deux, on augmente son efficacité personnelle.

Motivez-vous par le résultat à atteindre

Vous arrive-t-il de faire des corvées ou des tâches peu intéressantes en vous concentrant sur la récompense ? Juste rémunération de vos efforts, elle les justifie et vous donne l'énergie nécessaire. Au cas où elle n'est pas au rendez-vous, votre motivation faiblit ou disparaît. Toutefois, elle a des limites : si la tâche est vraiment trop ingrate, la récompense semblera insuffisante au regard des efforts. Il y aura un déséquilibre, les enjeux ne seront plus assez puissants.

La démotivation prend racine dans ce déséquilibre ; il peut vous être très utile d'en faire l'expérience afin de connaître vos limites. Faire n'importe quoi pour arriver à son but n'apporte pas la satisfaction attendue : en agissant ainsi, on se met en décalage vis-à-vis de ses valeurs.

Exercice 9

Bien utiliser la motivation par le résultat

Concentrez toute votre attention sur le but que vous voulez atteindre et imaginez ce qui se passera quand ce sera fait.

Visualisez une scène typique où vous êtes récompensé de vos efforts.

Ce faisant, efforcez-vous d'améliorer encore la scène en rendant l'image mentale plus brillante, plus colorée, plus vivante, ajoutez des sons, des sensations agréables.

Ensuite, augmentez la taille de l'image pour qu'elle soit très présente dans votre imagination.

Faites cet exercice régulièrement : la perspective du résultat restera ainsi facilement à votre portée et vous pourrez renforcer votre motivation chaque fois que cela vous semblera nécessaire.

Motivez-vous par la tâche à exécuter

Si vous voulez disposer d'une forte motivation dans la durée, la perspective de la récompense ne suffira pas, il faudra ajouter celle de la tâche. Faire quelque chose d'utile, de valorisant, suffit souvent à motiver : cela stimule, fait progresser, mobilise vos compétences réelles. Une tâche valorisante vous permet d'accorder votre action avec vos valeurs. C'est ce type de motivation qui anime la plupart des travailleurs bénévoles, ainsi que les professionnels exerçant leur métier par vocation. Toutefois, tout métier peut être ressenti de façon positive, même ceux que vous n'aimeriez pas faire !

Exercice 10

Une activité qui vous ressemble vraiment

Pensez à l'objectif que vous désirez atteindre et énoncez 3 à 5 tâches valorisantes qui font partie de votre plan.

Voici une liste de ressentis ; sélectionnez ceux que vous éprouvez lorsque vous effectuez des tâches valorisantes. Vous pouvez aussi en ajouter !

Fierté, courage, satisfaction, sentiment d'être utile, curiosité, intérêt, dynamisme, efficacité, sérénité, confiance en soi, assurance.

Repérez la tâche qui vous apporte le plus de ressentis positifs : c'est elle qui représente le mieux vos valeurs.

Synthèse

Ce chapitre vous a montré l'extrême importance de l'engagement. Vous avez pu conclure un pacte avec vous-même, observer et comprendre votre organisation actuelle afin de lui donner un meilleur équilibre. Enfin, vous avez pu vous définir dans un style de motivation : tâche ou résultat.

CHAPITRE 3

PRÉCISER SES BUTS

Pour se transformer en art, le talent doit prendre conscience de lui-même et de ses limites, et être aimanté d'un but qui l'oriente dans une direction indiscutable. Sinon, le talent s'agite, il bavarde.

Alexis Jenni, *L'Art français de la guerre*, Paris, Gallimard, coll. « Folio », 2013

Au programme

- Le cadre de vos buts
- Se poser les bonnes questions
- Les conditions d'accès au but

Le cadre de vos buts

Quand vous pensez à votre but, quelles images mentales surgissent-elles ? De quoi parlez-vous dans votre dialogue intérieur, que ressentez-vous ? Les réponses forment le cadre psychologique de votre but. Le cadre n'est pas seulement ce qui entoure, contient ou limite, mais aussi ce qui met en valeur l'image de votre but. Vous pouvez agir sur ce cadre, le rendre à la fois souple, attrayant et stimulant afin qu'il présente une image puissante de votre but, une image inspirante capable de soutenir, de renforcer et de guider votre énergie.

Une vision qui inspire

Qu'est-ce qui vous inspire ? Des personnalités connues, des célébrités, de grands événements ? Les innombrables sources d'inspiration partagent quelques points communs faciles à reconnaître.

José

---

30 ans, chef de projet. Il y a deux ans, José décide de faire évoluer sa carrière et de chercher un autre poste. Malgré un excellent profil et une expérience professionnelle réussie, il mettra plusieurs mois avant de trouver. « Je n'avais pas parlé de mon but à ma famille ni à mes amis, je savais qu'ils s'y opposeraient et qu'ils auraient des arguments de poids. Moi, j'avais en tête tout autre chose. J'avais été embauché en remplacement de quelqu'un qui avait choisi de quitter cette société pour monter sa propre entreprise, je l'avais rencontré et il m'avait impressionné. J'avais ce modèle présent à l'esprit, je savais qu'il avait parfaitement réussi son plan, et j'étais convaincu que moi aussi je pouvais y arriver. Cette vision m'a inspiré, soutenu, et moi aussi j'ai atteint mon but… Enfin, pour l'instant », ajoute-t-il avec un petit sourire.

L'exemple ci-dessus transmet un message simple : oui, c'est possible, oui, vous aussi pouvez suivre cette voie. Ce message déclenche un ressenti positif, un sentiment de confiance en soi s'installe ou se renforce. Il devient alors évident de passer à l'action.

La vision inspirante se compose de cinq éléments qui s'enchaînent : l'exemple, le message, l'émotion, la confiance et l'action.

- **L'exemple :** il s'agit d'une expérience à laquelle il est facile, évident, de s'identifier, surtout si elle est ambitieuse. José s'identifie à une personne qu'il a rencontrée, qui est juste un peu plus âgée que lui et a osé franchir une étape.
- **Le message :** que signifie cet exemple ? Quelle information importante transmet une image inspirante ? Elle concerne, implique, engage, c'est la confirmation d'un pacte avec soi qui est peut-être encore à l'état de non-dit, de ressenti.
- **L'émotion :** on est touché par une image et son message affirme encore davantage l'emprise, on se sent personnellement

concerné : c'est un des aspects les plus puissants d'une vision inspirante.

- **La confiance :** plus spécifique, elle résulte de l'émotion précédente. Quand on sait que l'on peut vraiment suivre l'exemple, que l'on est concerné personnellement, il n'y a plus aucune raison de douter. La confiance en soi se renforce.
- **L'action :** elle se met en œuvre spontanément, comme l'aboutissement naturel de cette chaîne de l'inspiration. Les tâches spécifiques vont pouvoir être exécutées avec sérénité et détermination.

Notez bien que si vous voulez inspirer les autres, il vous faudra aussi penser à réunir ces cinq éléments.

Exercice 11

6 questions pour réveiller votre source d'inspiration

Pensez à quelque chose ou à quelqu'un qui vous inspire, et laissez-vous imaginer… Puis répondez aux questions suivantes :

1. Qu'est-ce que je vois précisément quand je suis inspiré ?
2. Quelle expérience est-elle décrite dans cette image ?
3. Quel est le message de cette expérience ?
4. Qu'est-ce que j'éprouve en recevant ce message ?
5. Est-ce que ce ressenti dissipe mes doutes ?
6. Suis-je prêt à agir ?

Les objectifs-étapes

Les objectifs-étapes jalonnent votre parcours. En pensant à un but important que vous avez atteint, vous vous rendrez compte avec un peu de recul qu'il vous a ouvert des possibilités auparavant inaccessibles. Le but est d'abord un aboutissement, une sorte de point final à la stratégie mise en œuvre. Une fois atteint, il devient un nouveau point de départ, une étape.

Ghislain

54 ans, cadre ; à la suite d'ennuis de santé, une évidence s'impose, Ghislain doit changer ses habitudes, suivre un programme de remise en forme sérieux. « Cela m'a déprimé au départ, j'avais au moins 20 kg à perdre et je savais que cela ne s'arrêterait pas à une simple perte de poids, il allait falloir faire du sport et je détestais ça. Comme je n'avais pas vraiment le choix, j'ai décidé de procéder avec ordre, de me faire un véritable programme. J'ai compris que c'était la première étape, me faire une promesse de réussite. Ensuite, il fallait trouver les bons moyens et là, tout seul, je ne pouvais pas le faire, j'ai donc cherché quelqu'un capable de m'aider. Malgré toute la bonne volonté du coach, je n'avais qu'une idée en tête, apprendre suffisamment pour continuer par moi-même, à mon rythme... Cela m'a pris un an pour changer vraiment. Je ne le regrette pas : depuis que j'ai atteint ce but, je peux faire des choses que je m'interdisais auparavant, notamment parce que je n'étais pas à l'aise avec mon corps ni assez vigoureux... »

Les objectifs-étapes correspondent à des moments forts : décisions, changements. Le parcours vers un but est rarement rectiligne, il y a parfois des détours et, heureusement, des passerelles qui permettent de changer chemin faisant. Florian, 24 ans, a quitté le circuit scolaire à 16 ans, est entré en apprentissage de pâtisserie et chocolaterie, pour s'apercevoir que cela ne lui plaisait que comme loisir, et non comme métier. Il a repris le chemin de l'école et fait aujourd'hui des études d'infirmier, qu'il finance par son travail dans une pâtisserie.

Voici les trois catégories d'objectifs-étapes à envisager au long de votre parcours.

- **Objectif-étape de départ :** l'engagement est une étape fondamentale, cela peut même être le premier objectif. Il y a des buts que l'on désire mais qu'on n'ose pas s'autoriser à entreprendre. Or, la promesse faite à soi-même est la clé qui ouvre la voie, on ne peut pas s'en passer.
- **Objectif-étape de parcours :** après avoir débuté dans votre parcours, vous avez atteint un premier objectif, cela peut être une excellente étape pour vérifier l'organisation des moyens et de la stratégie.

- **Objectif-étape de confirmation :** vous avez atteint un objectif plus ambitieux, les premiers signes de réussite apparaissent, c'est le moment de confirmer votre projet, de vous réassurer, et même de revoir à la hausse la prochaine étape. Mais cette même étape peut vous amener à des constats différents : faute de véritables succès, il est peut-être urgent de réviser les choses.

Exercice 12

4 questions pour définir les objectifs-étapes

Pensez à un but qui vous tient vraiment à cœur et posez-vous les questions suivantes :

- De quoi ai-je besoin ?
- De qui ai-je besoin ?
- Par quoi vais-je commencer ?
- Quelles seront les étapes suivantes ?

Sélectionnez parmi les réponses les éléments les plus importants, ceux qui, s'ils ne sont pas rassemblés, vous empêchent de continuer.

Hiérarchisez ces éléments dans le temps : d'abord, ensuite, après.

Établissez les objectifs-étapes permettant de rassembler successivement ces éléments.

Il reste un dernier point à vérifier : la compatibilité de votre inspiration et des objectifs-étapes. Connaissant bien ce qui vous inspire, vous pouvez imaginer les étapes successives comme une série d'images, à la manière d'une présentation de diapositives dont vous contrôlez le défilement depuis votre clavier. L'idée, c'est de repérer des incohérences : si vous êtes inspiré par une immense paresse, ou la croyance que la chance suffit, vous ne pouvez pas prétendre être déterminé à travailler dur pour atteindre votre but. Bien sûr, les décalages peuvent être bien plus subtils, mais il reste que toutes vos forces doivent s'associer pour faire aboutir votre projet.

Se poser les bonnes questions

Découvrir que l'on fait fausse route, que l'on s'ennuie, ressentir l'impression de passer à côté de l'essentiel... Cela peut arriver. Que se passe-t-il alors ? Beaucoup font semblant de ne rien voir, d'autres maugréent et ne font rien : il est humiliant d'admettre une erreur ou de devoir changer une habitude, et l'on préfère s'accommoder d'un inconfort que de chercher une alternative.

Personne n'est à l'abri d'une erreur ; d'ailleurs, les objectifs-étapes que vous venez d'élaborer sont destinés à vous donner une occasion de faire le point, de relancer le projet, de le modifier, de vous assurer que vous êtes bien sur la bonne voie.

Thibault

Thibault avait quitté son poste pour s'installer comme consultant indépendant. Excellent commercial, il débutait très fort avec un carnet de rendez-vous plein pour plusieurs mois. Mais le problème a surgi très vite. Le produit était très bon, bien adapté aux besoins de la clientèle, mais les prospects ne donnaient pas suite et Thibault désespérait. Aujourd'hui, il relate cette période avec un peu d'ironie, mais il a beaucoup appris : « Je ne comprenais pas pourquoi les choses démarraient aussi lentement, alors je me suis posé des questions, beaucoup de questions, et j'ai compris que le problème venait de moi. Je n'étais pas identifié comme un véritable expert de la profession, mais plutôt comme un bon vendeur. J'ai tenu bon, ma notoriété s'est renforcée, j'occupe à présent pleinement ce rôle d'expert. C'est cela et rien d'autre qui m'a apporté le succès attendu. J'en conclus que je n'ai jamais perdu de temps à me poser des questions, mais plutôt à ne pas m'en poser ! »

Quelles sont les bonnes questions à se poser ? À ce stade de votre autocoaching, il est bon de faire le point sur les véritables enjeux de votre but et les actions concrètes que vous avez déjà mises en œuvre pour l'atteindre, en insistant sur celles qui ne produisent pas l'effet escompté.

Pourquoi ce but est-il important pour moi ?

La question du « pourquoi » est souvent éludée dans le coaching classique, surtout quand le coach est en recherche de pure efficacité ou rentabilité. Mieux vaut dans ce cas focaliser l'attention sur le « comment » plutôt que le « pourquoi ». En autocoaching, c'est différent : vous pouvez prendre le temps de vous écouter, et vous savez tirer de votre dialogue intérieur sens, conseils et questionnements. Faire des choses sans savoir pourquoi n'a aucun sens, et ce qui n'a aucun sens tombe rapidement dans l'oubli, la négligence : pour maintenir votre énergie et votre détermination au meilleur niveau, vous devez connaître le sens de vos actes.

Sonia

« J'ai eu beaucoup de difficulté à perdre du poids, je faisais des régimes insensés, je maigrissais rapidement mais j'abandonnais très vite. C'était l'effet yo-yo bien connu, et je finissais par désespérer. Un jour, en rentrant de mon travail, en passant devant une vitrine, j'ai vu mon image, ma silhouette trop ronde. C'est là que j'ai commencé à me poser des questions, celles qui fâchent surtout, ou celles dont je croyais connaître la réponse. Celle qui revenait, c'était toujours le «pourquoi». Pourquoi voulais-je perdre du poids, qu'est-ce que c'était supposé m'apporter ? J'ai compris que mes «pourquoi» n'étaient pas suffisants pour me soutenir dans mes efforts. Je n'ai réussi à mincir et à rester mince que lorsque je l'ai fait d'abord pour moi, pour mon plaisir de m'habiller, de bouger, de danser, d'être bien dans mon corps. »

En effet, tant que nous entreprenons des choses pour faire plaisir à autrui, pour obéir à une consigne, une norme, une mode, nous ne sommes qu'un bénéficiaire secondaire. Quand nous parvenons à des « pourquoi » qui nous impliquent vraiment, nous pouvons entreprendre des actions qui auront éventuellement de bonnes conséquences pour autrui, mais qui satisferont en premier lieu nos propres attentes.

Qu'ai-je déjà essayé pour l'atteindre ?

Quand vous ne comprenez pas les raisons d'un insuccès, il faut vous interroger sur les moyens mis en œuvre. Ces mêmes questions doivent servir à analyser une réussite, la vôtre ou celle d'un concurrent dans la sphère professionnelle.

Delphine

À 46 ans, Delphine vient d'ouvrir son restaurant. Elle n'en est pas à ses débuts : auparavant, elle dirigeait un autre établissement. Là, c'est différent, elle a un projet personnel, examiné chaque détail avec une grande attention, elle sait ce qu'elle veut, pourquoi elle le veut, et peut compter sur ses qualités et sa motivation. Malheureusement, passé l'engouement de l'ouverture, les clients se font rares, le succès n'arrive pas et Delphine ne cesse de se faire des reproches, sans pour autant mettre le doigt sur ce qui ne marche pas. « Il fallait absolument que je trouve l'erreur, et je l'ai trouvée en passant au crible tout ce que j'avais fait pour mon affaire. J'avais manqué de lucidité en ne tenant pas compte de l'évolution du goût. Ce qui plaît aujourd'hui est différent de ce qui plaisait hier. Je n'avais pas fait d'autre erreur que celle-ci, pensant que les clients apprécieraient une vraie cuisine traditionnelle. Je n'avais pas écouté les conseils à ce sujet. Quand j'ai compris cela, j'ai changé la carte, et j'ai pris patience. Le succès est revenu, durablement cette fois... »

Il y a souvent dans un projet quelque chose qui nous échappe. Ce n'est pas tant un manque de rigueur que le fait d'une sorte de « cécité » qui empêche de percevoir d'importantes données. Ce manque de clairvoyance s'explique par le jeu de croyances, d'habitudes, et d'une relative paresse intellectuelle : on croit savoir ce qu'il faut faire parce que l'on a de l'expérience, et on oublie que les contextes évoluent. C'est ce qui arrive à Delphine : elle propose une carte inadaptée au goût des gens. La cuisine traditionnelle plaît occasionnellement, mais pas au point de devenir une habitude fréquente pour des clients pressés, soucieux de leur ligne et de leur taux de cholestérol !

Exercice 13

Les 10 questions à se poser à propos de ses buts

1. Pourquoi ce but est-il aussi important pour moi ?
2. Qu'est-ce que j'en attends pour moi ?
3. Quelles pourraient être les conséquences bénéfiques de mon but ?
4. Qu'est-ce que je veux gagner en atteignant ce but ?
5. Est-ce que je cherche à fuir ou éviter quelque chose dans ce projet ?
6. Qu'est-ce que j'ai déjà fait pour atteindre mon but ?
7. Quelles sont les actions concrètes mises en œuvre ?
8. Quels sont les premiers résultats ?
9. Quels moyens supplémentaires sont-ils nécessaires ?
10. Que suis-je prêt à faire concrètement pour atteindre mon but ?

Prenez le temps de répondre en détail à ces questions et de noter vos réponses avant d'aller plus loin.

Les conditions d'accès au but

Depuis longtemps, on s'interroge sur les conditions qui favorisent l'atteinte d'un but. Que font précisément les gens dont les projets aboutissent ? Ont-ils un secret ? Plusieurs modèles existent et rien n'interdit de les utiliser ensemble, car ils ont des points communs notables, en particulier quand il s'agit de centrer l'attention sur des faits. Dans votre démarche d'autocoaching, vous devez sélectionner ce qui vous convient, ce qui vous plaît, ce qui vous motive, parce que vous êtes l'expert de vous-même. Des modèles vous inspirent, vous donnent un cadre, mais c'est vous qui composez ce que ce cadre entoure.

Le modèle SMART

C'est sans doute le plus connu et le plus utilisé, à la fois pour préciser ses buts personnels, fixer des objectifs à quelqu'un, et construire des indicateurs. SMART est l'acronyme des termes suivants : Spécifique, Mesurable, Accepté (par vous ou votre collaborateur), Réaliste, Temporellement défini.

- **Un but spécifique :** vous devez être très précis, énoncer concrètement ce que vous voulez. Par exemple, dire que vous voulez « être en forme » n'a de sens que si vous énoncez les faits qui le prouvent. La question clé est « Comment ? »
- **Un but mesurable :** dans la même démarche, et en tenant compte du fait que ce modèle est fait aussi pour construire des indicateurs, on s'efforce de donner un ordre de grandeur, un pourcentage de progression, toute information permettant de mesurer l'atteinte du but. La question clé est « Combien ? »
- **Un but accepté :** cela semble évident, mais ce critère permet de déceler les zones de résistance, en soi et chez autrui. Vous n'atteindrez que des buts que vous acceptez pleinement. La question clé est « Oui ou Non ? »
- **Un but réaliste :** ici, le critère est dans le côté pragmatique. N'exigez de vous ou d'autrui que des efforts réalistes, adaptés à vous et à vos contextes. Un but peut être tout à fait ambitieux, original, exceptionnel, il doit rester ancré dans le réel. La question clé est « Possible ou pas ? »
- **Temporellement défini :** votre but doit avoir son agenda, un début, une fin, des étapes, des délais, une date à partir de laquelle, s'il n'est pas atteint, vous cesserez de vous acharner pour passer à l'analyse des faits. La question clé est « Quand et jusqu'à quand ? »

Juliette

À 29 ans, Juliette est coiffeuse, elle veut ouvrir son propre salon et cherche des financements : elle rencontre une attention positive quand elle expose son projet, mais elle se heurte à un mur dès qu'elle passe à l'exposé des réalités. « J'ai vite compris que mon projet manquait complètement de précision, mais j'étais motivée et je voyais les choses clairement en moi. J'ai cherché et trouvé le modèle SMART. En très peu de temps j'ai corrigé ma copie, et j'ai pu présenter un projet qui tenait la route. Cette présentation m'a beaucoup aidée, à la fois pour convaincre mes interlocuteurs, mais aussi pour moi, cela m'a rendue plus consciente de mes exigences et de mes attentes, j'ai mieux su doser mes efforts. »

Le modèle de la PNL

La PNL (programmation neurolinguistique), rassemble de nombreux outils pour le développement personnel, la communication, la connaissance de soi. Ils s'appliquent à différents contextes, notamment le coaching et l'autocoaching. La PNL s'est intéressée de près aux buts, et a mis au point un ensemble de questions qui en explorent les principaux aspects.

- **La première interrogation** porte sur le « quoi » : quel que soit le but, il faut le formuler clairement, la règle étant ici d'arriver à une formule explicite et irremplaçable. Si votre but est de « séduire » quelqu'un, formulé ainsi, il est remplaçable par d'autres mots, plus précis, comme « passer une soirée en amoureux avec Bob » : ce but apparaît alors comme une simple étape du premier. Une formule impossible à remplacer est la description la plus fidèle de votre but.
- **La deuxième interrogation** porte sur la preuve, l'expression concrète, tout élément pertinent qui vous assure que le but est bien atteint. Dans le jargon PNL, c'est l'« équivalence complexe » de votre but, c'est-à-dire ce qui prouve concrètement que le but est atteint.
- **La troisième interrogation** porte sur les empêchements. C'est un point très important, il s'agit d'être conscient des obstacles possibles. Généralement, il y a deux catégories d'obstacles ou de difficultés : celles qui proviennent de causes extérieures à vous (la météo, la conjoncture économique, les élections…) et sur lesquelles vous n'avez pas ou très peu d'influence, et les causes intérieures (peur de l'échec ou de la victoire, préjugés, inhibition, manque de motivation). Ces causes intérieures sont très puissantes et il est donc crucial de les connaître.
- **La quatrième interrogation** s'intéresse à ce qui va changer dans votre vie quand vous aurez atteint votre but. C'est un approfondissement de la deuxième question, car on s'intéresse aux changements capables d'affecter d'autres personnes. Il arrive souvent, par exemple, qu'un travail plus valorisant soit aussi plus

prenant, et que la vie de famille en souffre indirectement, même si elle en tire certains avantages.

- **La cinquième interrogation** entend faire le point sur les moyens que vous comptez mettre en œuvre. Vous constaterez que les moyens et autres ressources dépendent des réponses aux quatre précédentes questions. Ces moyens doivent en effet être adaptés à l'objectif visé et permettre de parer aux difficultés prévisibles.
- **La sixième interrogation** conclut sur une recherche des enjeux, vous avez déjà réfléchi à ce sujet quand vous avez travaillé votre inspiration et votre motivation. La question des enjeux peut aussi recouper la précédente car il peut y avoir dans vos enjeux personnels des conséquences sur autrui.

Voici les 6 questions préconisées par la PNL. Elles sont présentées ici dans leur forme la plus succincte.

Exercice 14

6 questions PNL pour explorer un objectif

Apportez à ces questions des réponses affirmatives (pas de négation), précises et sincères.

1. Que voulez-vous vraiment ?
2. Comment saurez-vous que vous l'avez atteint ?
3. Qu'est-ce qui pourrait vous en empêcher ?
4. Qu'est-ce que cela va changer dans votre vie ? (pour vous, pour autrui)
5. Quels moyens allez-vous mettre en œuvre ?
6. Pourquoi cela en vaut-il la peine ?

Le modèle des échelons

Synthèse de ce qui précède, il s'intéresse à quatre éléments incontournables qui déterminent l'aboutissement d'un but : l'engagement, l'énergie, l'élaboration, l'exécution.

- **L'engagement :** inutile de revenir sur ce point, c'est le début du processus, le pacte qui scelle votre détermination à aller vers un but, il est en rapport étroit avec la volonté et le mouvement.

- **L'énergie :** on n'y pense pas assez, mais à l'évidence, vous avez besoin de toute votre énergie pour mener à bien un projet. Il faut donc veiller à votre hygiène de vie. Le respect de soi commence par celui de votre corps : alimentation, sommeil, sexualité et sport. À vous de trouver le juste équilibre entre ces éléments. L'énergie est produite par les moyens que vous mettez en œuvre, qu'ils soient physiques, psychologiques ou matériels. L'énergie déployée pour votre but a un impact puissant sur les résultats.
- **L'élaboration** : elle correspond à l'ensemble des plans, des stratégies, de l'organisation. Schématiquement, il s'agit de tout le travail de réflexion qui précède la mise en œuvre. La spontanéité, l'intuition, le ressenti ont un impact sur les décisions et les buts, mais imaginez que vous ayez un coup de cœur pour une grande cause et que vous décidiez de vous investir pleinement ; cela ne doit pas vous empêcher de réfléchir, d'élaborer la marche à suivre afin d'assurer les meilleures chances de réussite à votre but.
- **L'exécution :** elle renvoie aux actions précises destinées à atteindre le but. Mais l'exécution d'une tâche ne s'arrête pas là, elle doit être complétée d'une évaluation. C'est précisément cette attitude qui multiplie vos chances, en vous permettant de rester conscient de votre progression quelle que soit l'étape sur le chemin de votre but.

Synthèse

Au cours de ce chapitre, vous avez appris à préciser vos buts, en explorant vos sources d'inspiration, puis avec un travail sur votre vision personnelle unique et originale. Vous avez aussi appris à utiliser les modèles les plus efficaces pour vous donner les meilleures chances de réussite.

PARTIE 2

CONNAÎTRE ET RENFORCER SES RESSOURCES

Avez-vous remarqué que les mots « but » et « objectif » reviennent ici régulièrement ? Pour l'autocoaching, ils sont équivalents : avoir un but ou un objectif, dans la pratique c'est la même chose, pourvu que cela vous mène à l'action et à la réussite. L'autocoaching se compose d'une série d'objectifs ; le but de ce livre est de vous donner les clés qui vous permettront de bien gouverner vos projets personnels ou professionnels. Les chapitres 4 et 5 concernent l'inventaire de vos ressources, qui sont d'abord vos qualités et vos talents : on réussit pleinement si l'on exploite à fond ses qualités, et les qualités ne se développent que dans les activités qui plaisent, intéressent, passionnent vraiment. Le chapitre 6 vous invite à identifier en vous les émotions de la réussite et à les accroître.

CHAPITRE 4

L'INVENTAIRE DES RESSOURCES

Notre plus grande ressource, celle dont nous devons tout espérer, c'est l'étroite alliance entre ces deux facultés : l'expérimentation et la rationnelle, union qui n'a point été formée.

Francis Bacon, *Du progrès et de la promotion des savoirs*, Paris, Gallimard, coll. « Tel », 1991

Au programme

- Découvrir ses talents
- Faire des forces de ses faiblesses
- Trouver son style et prendre confiance en soi

Découvrir ses talents

« Je ne sais rien faire, je ne suis bon à rien, je ne suis pas doué… » Voilà le genre d'arguments fréquemment utilisés pour justifier la passivité ou le manque de motivation. Pourtant, on trouve nécessairement quelque chose de positif, même dans une vie qualifiée de « médiocre ». Le potentiel d'un véritable talent se révèle déjà par le désir de progresser. L'autocoaching vous invite à porter sur vous-même un regard positif afin de détecter des possibilités qui, bien cultivées, deviendront des talents, des forces, des ressources solides.

Ce que vous aimez faire

Il est beaucoup plus facile, et surtout plus réaliste, de devenir expert dans un domaine que l'on aime, pour lequel on ressent attrait, intérêt ou passion. Si vous n'aimez pas chanter, vous ne ferez qu'un choriste médiocre et sans doute pas un bon chanteur. Si vous aimez bavarder, écouter, être en contact avec les autres, vous excellerez dans les métiers où il est vital de créer du lien. En partant de ce que vous aimez faire, vous allez découvrir vos talents véritables. Pour y parvenir, vous devrez prévoir des temps d'exploration : expériences nouvelles, stages, voyages, échanges, information.

Sandra

Depuis son plus jeune âge, Sandra se destinait à une carrière scientifique. Elle rêvait de devenir astronaute, mais elle est devenue actrice, auteure de théâtre, romancière. C'est par le biais du théâtre qu'elle est venue à la littérature. « Mon rêve d'astronaute, je ne l'ai pas accompli en réalité, mais aujourd'hui, je me vois comme une exploratrice. Tout a commencé à la fin de mes études : je m'étais inscrite à un stage de théâtre, je m'attendais à une distraction agréable et bien méritée, mais j'ai eu comme une sorte de révélation. J'ai joué des rôles, je suis sortie du mien, de la façon dont les autres me voyaient, j'ai compris que j'étais devant un choix décisif... J'ai suivi des cours d'art dramatique, c'était une vraie passion, puis j'ai commencé à écrire mes propres pièces. Puis j'ai fondé une troupe, monté des spectacles. » Quand on demande à Sandra si elle n'a pas quelques regrets d'avoir abandonné son rêve d'aventure spatiale, elle répond : « Je n'ai pas coupé les ponts avec le monde scientifique, ma formation m'a appris des choses qui me sont utiles tous les jours, quand j'écris une pièce, je me pose les mêmes questions que lorsque je cherche à résoudre un problème, la forme est différente, voilà tout... »

En regardant autour de vous, vous verrez que les gens ne font vraiment bien que ce qu'ils aiment faire, dans différents domaines. Peut-être êtes-vous tenté de dire « je n'aime rien faire ! » ou encore « ce que je fais n'est pas intéressant, ou pas utile ! » La règle, c'est de toujours partir de ce qui existe, et de développer, poursuivre, approfondir afin d'avoir une première base positive.

Exercice 15

Stratégie pour explorer vos potentiels

Citez 3 choses que vous aimez et 3 que vous n'aimez pas :

- dans votre vie personnelle,
- dans votre vie sociale,
- dans votre vie professionnelle.

Faites deux listes avec les 9 choses que vous aimez et les 9 que vous n'aimez pas.

Dans chaque liste, sélectionnez les deux choses les plus importantes, soit pour les cultiver, soit pour les éviter.

Trouvez maintenant le point commun entre les choses que vous aimez et entre celles que vous n'aimez pas.

> **Résultat :** vous venez de construire la base de vos potentiels, vous savez précisément ce que vous devez cultiver et travailler, et ce que vous devez éviter.

Plus vous êtes sincère dans vos choix et plus vous mènerez à bien vos projets. Cette attitude est exigeante, parce que souvent la tentation est très forte de faire comme tout le monde, de se résigner, de renoncer à s'exprimer. Cette voie d'exigence vous conduit vers votre vrai « moi ».

Ce que vous savez faire

Entre ce que vous aimez faire et ce que vous savez faire, il peut y avoir un décalage : vous n'aimez pas nécessairement utiliser une feuille de calcul, même si vous savez le faire. Nous savons qu'il y a deux grandes catégories de motivations, celles qui sont portées par le résultat et celles qui s'appuient sur la tâche. On obtient de meilleurs résultats en faisant quelque chose qui nous plaît, mais on peut aussi se lancer dans quelque chose qui nous intéresse sans arriver à de bons résultats, parce qu'on ne maîtrise pas les tâches nécessaires.

Daniela

38 ans, infographiste, Daniela a voulu faire une carrière sportive de haut niveau. Passionnée d'escrime, elle a suivi un parcours sport-études. Personne ne pourrait lui reprocher d'avoir manqué de courage, de motivation. Malheureusement, Daniela n'a jamais atteint le niveau technique qui lui aurait permis de satisfaire les exigences olympiques, elle a joué de malchance, a pris des risques inutiles et n'a récolté que des blessures. « Le plus dur a été d'admettre que je m'étais trompée. J'aurais certainement pu briller dans une autre discipline, l'escrime ne convenait pas à mes possibilités réelles. Je ne savais pas quoi faire, et j'ai procédé par élimination en partant de ce que je ne voulais pas faire. C'est sans enthousiasme que je me suis orientée vers une formation pratique, et peu à peu, j'ai découvert que j'intégrais très facilement le métier, qu'au fond, cela me plaisait beaucoup : c'était à la fois technique et artistique. Je ne regrette pas mon choix. »

Certains s'engagent dans des activités en n'en voyant que l'image et ignorent ce que cela exige en réalité : dispositions naturelles et savoir-faire. C'est le cas des carrières du spectacle, de la mode, du journalisme, de la politique. Elles ne sont pas inaccessibles : de nouveaux talents émergent régulièrement. Cependant, ceux qui s'installent durablement dans la réussite assument le fort décalage entre l'image donnée au public et celle de la réalité professionnelle vécue au quotidien et dans la durée.

L'autocoaching se base sur une économie de moyens, il faut donc sélectionner les meilleurs et les plus fiables ; pour repérer vos potentiels, cherchez d'abord du côté de ce que vous aimez et n'aimez pas. Ensuite, explorez ce que vous savez faire et ce que vous ne savez pas faire. Dans cette dernière catégorie, distinguez les choses que vous pouvez et voulez apprendre et celles qui vous rebutent tellement qu'il ne servirait à rien de vous les imposer.

Exercice 16

Vos meilleurs savoir-faire

Dans votre vie personnelle, identifiez une chose que vous savez bien faire, une que vous aimeriez apprendre ou développer, une qui vous rebute.

Dans votre vie sociale, identifiez une chose que vous savez bien faire, une que vous aimeriez apprendre ou développer, une qui vous rebute.

Dans votre vie professionnelle, identifiez une chose que vous savez bien faire, une que vous aimeriez apprendre ou développer, une qui vous rebute.

Reportez vos réponses dans 3 colonnes et classez-les par ordre de préférence ?

- Trouvez au moins un point commun entre les choses que vous savez bien faire, entre celles que vous voulez apprendre ou développer, et entre celles qui vous rebutent.
- Reprenez vos réponses de l'exercice 15 et vérifiez si vos savoir-faire réels ou à développer sont applicables aux choses que vous aimez. (Par exemple, vous adorez faire du vélo mais n'êtes pas un expert du sport cycliste.)
- Repérez les choses que vous aimez et dont vous maîtrisez ou apprenez à maîtriser les savoir-faire. (Par exemple, vous aimez cuisiner et vos recettes sont toujours réussies.)

Résultat : vous avez identifié un contexte de talent dans lequel se rejoint ce que vous aimez faire et ce que vous savez (ou apprenez à) faire.

Les talents se situent dans des « zones » où cohabitent à la fois les tendances personnelles, les goûts, les désirs, les envies, et les moyens de les satisfaire. Pensez qu'il vous sera très facile de faire des efforts, même importants, dans un secteur où vous réunissez à la fois désir, goût et savoir-faire.

On peut apprendre tout au long de la vie, il ne faut donc pas se l'interdire. Bien entendu, les choix d'apprentissage doivent tenir compte de l'âge et des possibilités psychomotrices et intellectuelles. La bonne attitude consiste à compter sur ses propres ressources et à les développer, afin de s'engager avec confiance dans de nouveaux apprentissages.

Enfin, pour que les talents se dévoilent et s'expriment pleinement, il faut d'urgence se débarrasser d'idées fausses dont voici les principales :

- **Le talent remplace les efforts :** faux ! Tous ceux qui utilisent pleinement leurs talents travaillent beaucoup, ils se concentrent sur des objectifs élevés et de nouveaux défis.

- **Le talent est un don**, on l'a ou on ne l'a pas : faux ! Il y a en chacun des potentiels innés, mais le talent se manifeste dans des expériences, des interactions, c'est d'ailleurs pour cette raison que nous allons le chercher dans ces contextes.
- **Le talent peut être gâché :** faux ! Pourquoi ? C'est un jugement porté par les autres et non par la personne censée posséder ce talent. Vous êtes expert de vous-même, c'est vous qui décidez de ce que vous voulez faire de votre talent. Le potentiel à la base de votre talent ne décide en rien de ce qu'il *faut* en faire. Ce n'est pas parce que vous aimez le sport et que vous y excellez que vous devez nécessairement devenir un champion.

Faire des forces de ses faiblesses

L'attitude la plus fréquente consiste à cacher ses faiblesses, ou ce que l'on considère ainsi. Mais comme on a accepté d'être sincère pour réussir son autocoaching, examinons ces manques, faiblesses et défauts non pas comme des éléments négatifs, mais comme de possibles qualités.

La véritable force est dans l'équilibre, le juste milieu. Ainsi, le vrai courage n'a rien à voir avec la témérité et encore moins avec l'extrême prudence, il se situe à mi-distance ! Dans son livre *Manager avec courage*[1], Philippe Ruquet explique parfaitement en quoi consiste cette qualité appliquée aux affaires. Pour le souligner, on constatera facilement qu'une action courageuse se traduit par une ligne de conduite claire et un double objectif : atteindre son but et ne pas prendre de risques inutiles pour soi et pour autrui. Un leader courageux ne cherche pas la gloire, et le vrai courage, c'est reconnaître précisément ses points faibles sans les exagérer ni les minimiser.

1. Philippe Ruquet, *Manager avec courage*, Paris, Eyrolles, 2009.

Comprendre les intentions positives

Pour changer ses faiblesses en forces, il faut apprendre à reconnaître leurs intentions positives. Celles-ci correspondent à des objectifs non conscients. Par exemple, si vous avez été prisonnier d'une mauvaise habitude (tabac, alcool, jeu), vous reconnaîtrez facilement qu'elle représentait une solution facile et immédiate à un problème sous-jacent et sans doute jamais affronté. L'addiction est une réponse dangereuse qui ne résout pas le problème mais en crée un autre, masquant le premier. Consciemment ou à votre insu, vous tentez là de résoudre une difficulté sans la faire disparaître, faute de la traiter.

Wilfrid

32 ans, infirmier libéral, Wilfrid s'emporte facilement pour des vétilles, disent ses collaborateurs et ses proches. S'il parvient à se maîtriser dans l'exercice de son métier, il se « lâche » avec les autres, ce qui finit par créer de réelles tensions. Une de ses associées est partie rejoindre un autre cabinet, un autre pense à suivre cet exemple, sa compagne devient très distante. Wilfrid raconte comment il s'est sorti de ce mauvais pas. « Je me rendais compte que j'avais un problème, et j'ai commencé par me mettre en colère contre moi-même. Mauvaise idée : je me sentais coupable et cela me mettait encore plus en colère. J'ai pris le parti de me débrouiller tout seul, par orgueil et par crainte aussi de devoir assumer un échec. En me posant des questions, j'ai compris que cette colère était en moi depuis très longtemps. C'était la seule réponse que j'avais trouvée pour m'affirmer, pour dire aux autres "attention, je suis là, j'existe !". Au fond, j'avais peur d'être ignoré, abandonné en quelque sorte, alors j'interprétais le moindre signe comme un message hostile ou une marque d'indifférence, comme si je ne comptais pas, et cela déclenchait ma colère. J'ai compris que ce n'était pas une solution. Si je voulais que l'on fasse attention à moi, il y avait certainement de meilleurs moyens. La colère dissimulait une peur, et dès que j'ai compris cela, j'ai beaucoup progressé. »

L'intention positive est partout présente dans nos ressentis. L'autocoaching est une attitude d'écoute et de bienveillance envers soi-même. Vous êtes dans une relation d'aide envers vous-même, et pour qu'elle aboutisse, il faut d'abord écouter pour comprendre.

Quand vous avez compris le sens de vos ressentis, de vos réflexions, vous pouvez explorer des alternatives. Wilfrid a compris le sens de ses emportements, a reconnu qu'il voulait attirer l'attention sur lui ; une fois l'intention positive de sa colère comprise, il a réalisé qu'il existait des moyens plus adaptés et plus efficaces. Ce qui était pour lui et autrui un grave défaut est ainsi devenu une force dès qu'il en a compris le mécanisme. Aujourd'hui, Wilfrid aide les gens à gérer leur colère. Comprendre l'intention positive ajoute l'ouverture d'esprit à vos talents, car cela met l'accent sur les « qualités de vos défauts », pour une conscience de soi plus vaste et plus objective.

Exercice 17

Comprendre les intentions positives

Pensez à un de vos comportements que vous n'aimez pas mais qui s'impose parfois.

Repérez ce que vous ressentez quand ce comportement se produit, nommez ce ressenti.

Maintenant, imaginez une personne qui éprouve ce ressenti et le manifeste dans son comportement, puis identifiez tous les messages que vous percevez. (Une personne dénigre, conteste, elle ressent le doute, son message est une demande d'informations, de réassurance, de confiance.)

Parmi les messages identifiés, sélectionnez ceux qui vous semblent porteurs d'une intention positive. (Une personne se montre agressive, cela indique une peur, le message de cette peur est une demande de protection.)

Cherchez des alternatives qui satisfont la demande sans utiliser le comportement qui pose problème.

De l'extrême au juste milieu

Faire des forces de ses points faibles passe par la recherche d'un équilibre. Nadine, maquettiste, est méticuleuse, un peu méfiante, et son souci du détail lui vaut des reproches : comme elle vérifie tout, elle termine son travail plus tard que ses collègues. Son comportement est sans doute excessif, mais il a des conséquences positives : on peut lui faire confiance, son travail n'entraîne généralement pas de retouches de dernière minute. Malheureusement, elle ne voyait pas l'aspect positif des choses et finissait par se sentir coupable vis-à-vis de ses collègues, qui lui reprochaient de « trop » en faire, et vis-à-vis de ses chefs, qui la trouvaient « lente ».

Partant de ce constat, et toujours avec ce désir de bien faire, de ne rien laisser échapper, elle s'est mise à réfléchir à son problème. Elle s'est vite aperçue que cette exigence était le moyen d'échapper à sa peur de l'échec, de la faute, de l'erreur. Elle a observé aussi qu'elle faisait des vérifications superflues, répétées deux ou trois fois. Peu à peu, elle a réussi à gagner beaucoup de temps tout en restant très méticuleuse. Finalement, elle s'est vu confier des missions de supervision dans lesquelles elle a excellé.

L'autocoaching consiste à examiner ses points faibles comme s'ils étaient soit un excès, soit un manque. Un point faible n'est bien souvent qu'une facette d'un ensemble plus vaste, il en fait partie et y joue un rôle. Quelquefois, ce rôle consiste seulement à nous mettre en garde. Ainsi, si vous vous mettez facilement en position de repli, le fait d'en prendre conscience, d'en repérer les indices, vous permet de résister et de garder le contact. Changer un petit détail suffit souvent à changer l'ensemble. L'exemple de Nadine illustre bien ceci : au fond, elle n'a modifié que de légers détails. Changer la forme change aussi le message. Si vous souriez, vous donnez une image positive, le message de votre sourire est compris comme un accueil, un signe de bienveillance envers autrui.

L'exercice suivant va vous permettre de repérer les points à modifier afin de rééquilibrer un point faible.

Exercice 18

Rééquilibrer un point faible

Pensez à un de vos points faibles et commencez par repérer quelle serait la « qualité » extrême opposée à ce défaut. (Si vous êtes excessivement prudent, la qualité extrême sera la témérité.)

Identifiez à présent quelle serait la juste mesure entre votre point faible et la bonne expression de la qualité. (Si vous êtes terriblement jaloux, l'idéal serait de devenir plus confiant.)

Construisez mentalement deux images : l'une de la qualité désirée, l'autre du point faible à modifier. Répondez ensuite aux trois questions suivantes :

- Quelle est la principale différence entre ces deux images : buts, intentions, expressions ?
- Que puis-je facilement modifier dans mon point faible pour aller vers l'image valorisée ?
- Quel dialogue intérieur serait-il capable de m'aider ?

Conseil : mettez immédiatement en pratique une très légère modification. Refaites l'exercice deux ou trois fois à des intervalles de quelques jours.

On ne trouve pas d'emblée le bon équilibre. Ensuite, il s'agit de le maintenir. Les différences que vous remarquez en répondant à la première question de l'exercice sont des indicateurs dont vous pourrez tenir compte par la suite pour agir sur ces « leviers ». Par exemple, si vous avez tendance à envier les autres, c'est que vous n'êtes pas assez conscient de vos propres qualités. À l'envie s'associe souvent la frustration. Pour que l'envie devienne une force, il s'agit de la faire évoluer vers l'émulation. Quand vous êtes envieux, ce ressenti vous met en face d'un manque qui paraît irrémédiable. Quand vous êtes en émulation, ce ressenti vous montre aussi ce qui manque, mais d'une manière positive qui stimule votre intelligence, votre courage, votre persévérance. L'envie vous dévalorise en faisant apparaître le but comme inaccessible ; l'émulation vous permet de mettre en œuvre concrètement ce qu'il vous faut pour atteindre un but stimulant.

Un point faible peut être une grande force selon les situations et les moments de la vie ; il ne faut donc pas porter de jugements hâtifs sur ces traits de personnalité.

Trouver son style

Comment définir son style ? On commence généralement par se reconnaître dans des styles existants, par les commentaires et le regard d'autrui, puis en faisant sa propre expérience. Donc, quel que soit le contexte, on se donne des modèles que l'on imite avant de les dépasser. Trouver son style vestimentaire, par exemple, commence par l'observation de personnes qui incarnent un certain style : classique, urbain, new age, branché… Il y en a beaucoup et il s'en invente à chaque saison ! Dans le domaine personnel, ce qui fait le style, ce sont des comportements, mais aussi des opinions, des goûts. Dans le domaine professionnel, beaucoup de styles existent qui regroupent des attitudes : les « leaders », ceux qui prennent des initiatives, n'hésitent pas à diriger les autres ; les « suiveurs » préfèrent se placer dans le sillage des précédents. Un style désigne un ensemble de comportements, d'opinions, de valeurs, de goûts. Dans les relations sociales, les gens ont besoin de mettre des « étiquettes » sur les autres. Ainsi, on vous a peut-être déjà classé dans un certain style, mais est-ce vraiment le vôtre ?

Oser être soi

Un conseil souvent difficile à suivre, faute de bien se connaître et d'oser s'affirmer. On manque souvent de confiance en soi et on cède aux pressions, réelles ou non, de l'entourage. Il est bien plus coûteux psychologiquement de se mettre en avant que de « faire comme tout le monde ». Il y a une prise de risque à s'affirmer parce que l'on s'expose au jugement des autres et que cela peut suffire à décourager. Si vous sentez qu'il est temps d'oser être vous-même, l'autocoaching vous aidera à gérer cette situation.

Charlotte

À 48 ans, Charlotte est dirigeante d'association. « Il y a 5 ans, je me suis retrouvée seule : j'avais divorcé et ma fille de 23 ans était indépendante. J'ai eu une période très difficile, parce que je me rendais compte que jusqu'alors, je n'avais jamais agi pour moi, mais toujours pour les autres. Toutes mes décisions étaient orientées vers ce que je croyais être le "mieux" pour ma famille. Tout s'effondrait, et en même temps mes frustrations revenaient : qu'avais-je fait de ma vie ? J'ai pris la première vraie décision de ma vie : assumer, être moi-même et en tirer le meilleur parti. J'ai quitté mon travail d'agent administratif, j'ai cherché et trouvé une activité plus conforme à ce que je voulais faire. Aujourd'hui, je dirige une association de services à la personne, j'ai une équipe de 10 personnes, je suis très active, toujours en contact avec les autres. J'ai beaucoup changé, et je me dis que cette rupture a été l'occasion de trouver mon style de vie ».

Trois difficultés se présentent quand on a décidé d'oser être soi :

- **Confondre s'opposer et s'affirmer :** quand on décide de s'affirmer en tant que soi-même, c'est souvent parce que l'on a atteint un seuil à partir duquel les modèles habituels ne fonctionnent plus ou plus assez. On éprouve une sorte de rejet. Le fait de s'opposer n'est qu'une étape, certes incontournable mais que l'on doit dépasser.
- **Oser être soi ne se fait pas en un jour :** la décision a pu être difficile à prendre. En décidant d'être autonome, on voudrait inconsciemment que des changements spectaculaires se produisent tout de suite. Or, le changement s'effectue au fil du temps, suite à de petites décisions. Cela demande patience et persévérance.
- **Bien choisir par quoi commencer :** cela soulève la question importante de votre relation aux autres. Oser être soi, c'est choisir son apparence, ses goûts, ses habitudes, ses amitiés, ses opinions. Choisir de petites choses est souvent un excellent début : n'avez-vous pas appris à marcher avant de danser ou de courir ?

S'affirmer avec confiance

Oser être soi, c'est une sorte d'engagement : le plus difficile, c'est souvent de prendre la décision. Quand on s'affirme, on change l'image et le message transmis à autrui. Or, certains changements acceptés socialement restent « inadmissibles » pour l'entourage. Certains parents n'arrivent pas à admettre que leurs enfants ont grandi et ont droit à plus d'autonomie. Certains collègues n'admettent pas qu'un des leurs soit promu et devienne leur chef. Tout se passe comme si on vous avait assigné un rôle et qu'il vous était interdit d'en sortir. Pourtant, les rôles d'une seule personne sont multiples et simultanés. À l'âge adulte, on les cumule : on est à la fois l'enfant de ses parents et le parent de ses enfants, on joue un rôle professionnel, social, un autre rôle dans sa vie de couple, ses loisirs… Mais on reste la même personne, frustrée, triste, maussade et passive, ou épanouie, heureuse, optimiste et active… Oser être soi relève de la décision, et d'une affirmation confiante de soi.

Exercice 19

S'affirmer avec confiance

Étape 1 : Choisissez une situation de communication dans l'un des contextes suivants : professionnel, familial, social.

Étape 2 : Pour le contexte choisi, sélectionnez une action que vous voulez accomplir ou renforcer. La liste suivante est donnée à titre d'exemple :

Donner votre avis, refuser de rendre un service que vous jugez abusif, mettre fin à une relation insatisfaisante, prendre une initiative, rompre une habitude trop contraignante, porter les vêtements qui vous plaisent, relever un défi audacieux, entreprendre un projet personnel, revendiquer vos valeurs…

Étape 3 : Imaginez une situation dans le contexte choisi et visualisez l'action sélectionnée. Apportez les modifications que vous estimez utiles, ou bien changez d'action.

Revenez à l'étape 1 et choisissez une autre situation de communication dans un autre contexte.

Renforcer la confiance en soi est l'un des meilleurs moyens de vous affirmer. L'impact sur la qualité de vos relations ne se fait pas attendre, car vous apparaissez comme une personne équilibrée, ouverte, lisible et donc fiable. Quand vous dissimulez une peur, en particulier si vous masquez votre timidité, votre comportement et votre ressenti ne sont pas en harmonie, et cela se transmet. Il est plus réaliste de dire « je me sens intimidé » que de fanfaronner comme si ce n'était pas le cas. Apprendre à faire des forces de vos points faibles participe de l'affirmation confiante de soi. Voici dix conseils utiles pour y parvenir.

- Ne vous engagez que sur des terrains où vous pourrez faire la preuve de vos compétences.

- N'hésitez pas à parler de vos ressentis, mais sans trop vous attarder sur le thème (pensez aux autres !).
- Dans une situation de communication, dites clairement ce que vous attendez ou ce qui vous ferait plaisir.
- Quand vous éprouvez de la gêne ou que votre intuition n'est pas positive, prenez le temps de réfléchir avant de donner une réponse ou de vous engager. Il est probable que vous manquez d'informations.
- De temps en temps, regardez-vous dans un miroir et souriez, redressez-vous, prenez une grande inspiration et pensez à quelque chose de positif.
- Prenez le temps de saluer vos voisins ou vos collègues, de prendre des nouvelles de vos amis ou connaissances.
- Chaque jour, faites au moins une chose que vous aimez faire et que vous faites bien.
- Relevez le défi de vous débarrasser d'une contrainte, d'une habitude, d'une fausse obligation, sans chercher à vous justifier.
- Avant une épreuve, concentrez-vous sur la performance à accomplir ; n'exagérez pas les difficultés, mais préparez des réactions pertinentes à celles que vous anticipez.
- N'ayez pas peur de vos peurs, ce ne sont que des indices qui stimuleront votre vigilance et votre prudence.

Synthèse

Connaître ses points forts et bien utiliser ses points faibles renforce la confiance en soi, il devient plus facile de s'affirmer, de trouver son style personnel, d'oser être soi. Ce sont des phases indispensables de l'autocoaching, car vous ne pourrez rien entreprendre sans savoir travailler votre confiance, c'est-à-dire bien connaître vos limites et vos territoires d'excellence.

CHAPITRE 5

LES MODÈLES GAGNANTS ET LES AUTRES

Le génie est fait de un pour cent d'inspiration et de quatre-vingt-dix-neuf pour cent de transpiration.

Thomas Edison cité par Jan Adkin in *Thomas Edison*, Londres, DK Publishing, 2009

Au programme

- Quelles réussites admirez-vous ?
- Votre vision du monde vous permet-elle de réussir ?
- Se ressourcer en permanence

Quelles réussites admirez-vous ?

Que signifie pour vous « réussir » ? Admirez-vous de véritables réussites ? Sont-elles des modèles d'inspiration ? Une succession de réussites personnelles jalonne un parcours, elles résultent de décisions souvent modestes, mais dont les effets se cumulent et aboutissent à une prise en main positive de sa vie. On ne réussit ni par chance ni par hasard ; gagner une grosse somme à une loterie n'est pas une réussite personnelle, seul l'usage intelligent de cette opportunité peut prétendre à le devenir.

Personnes sources d'inspiration

Les médias fourmillent de célébrités du spectacle, de la politique, plus rarement des affaires et encore plus rarement de la culture ou de la science, à l'exception des gagnants de prix. Chercher un bon modèle dans ce rayon n'est probablement pas la meilleure idée. Les vraies réussites ne devant rien à la chance ou au hasard, on peut éliminer d'emblée une grande partie des « miroirs aux alouettes » et autres faux-semblants. Le meilleur critère de réussite est sans doute celui du bonheur personnel, et la question à se poser est : « Qu'est-ce qui fait mon bonheur ? » Réellement, sincèrement, profondément… Vous constaterez facilement que la réponse n'est pas le reflet d'une réussite formatée telles que celles que vous pourriez être tenté d'admirer. Ce que nous admirons n'est qu'une belle image, une histoire qui vient adoucir le quotidien en faisant rêver. Mais revenons sur terre pour y chercher et surtout y trouver une véritable réussite.

Gaétane

Gaétane, 28 ans, a choisi une voie difficile, l'agriculture. Après des études d'agronomie, elle dirige sa ferme, qui compte une bonne cinquantaine de bovins. Levée tôt le matin, elle affronte tous les temps et toutes les adversités avec sérénité. « Je suis l'aînée de deux sœurs. Depuis l'enfance, nous avons toutes deux participé aux travaux de la ferme. J'aime les animaux, la vie en plein air, la campagne. J'ai eu d'autres opportunités professionnelles grâce à mes études, mais la seule qui m'attirait vraiment, c'était la ferme. J'ai quand même fait plusieurs expériences avant de me lancer, je voulais être parfaitement sûre de moi. Mon compagnon partage ma passion, et nous avons de grands projets. Oui, je mène une vie qui me rend pleinement heureuse. »

Gaétane s'est en effet inspirée de modèles, ceux de sa famille d'abord, avec lesquels elle se sentait en accord, puis elle a élargi ses références, avec des études, et surtout à travers des exemples rencontrés au cours de ses nombreux stages. Elle a eu la possibilité de choisir sa voie, de faire d'autres expériences professionnelles. En comparant les différentes opportunités, elle a pris sa décision. Ce choix correspond à un modèle, une source d'inspiration, un moyen de s'épanouir en menant la vie qu'elle veut. Le modèle de réussite de Gaétane est basé sur un style de vie, une activité, des relations ; cependant, le fait d'être seule ne l'aurait pas empêchée de se lancer dans cette carrière.

Exercice 20

6 questions fondamentales pour connaître mon style de vie

1. Quelle(s) activité(s) professionnelle(s) m'attire(nt) ?
2. À quel endroit ai-je envie de me « poser » ?
3. Quels biens matériels témoigneraient de ma réussite ?
4. Comment vois-je mes relations : en couple « à temps partiel », en famille, célibataire ?
5. Quelles activités personnelles (sport, arts, voyages, etc.) sont-elles essentielles pour moi ?
6. De quel(s) secteur(s) de ma vie est-ce que j'attends le plus de bonheur : amour, relations et position sociale, profession, famille, foi… ? (Complétez cette liste si vous n'y trouvez pas votre secteur de « bonheur ».)

Classez vos réponses dans l'ordre de vos priorités.

Cet exercice indispensable met bien en évidence les points essentiels de votre style de vie : selon ce que vous privilégiez, vous savez exactement sur quoi concentrer vos efforts. Le bonheur n'est pas une quête impossible ni un thème réservé aux philosophes. Il fait partie des sujets d'études de la sociologie : on s'efforce de mesurer le bien-être subjectif, de faire apparaître les facteurs qui l'influencent, afin d'en faire un véritable indicateur sociologique. Votre histoire personnelle reste votre principal champ d'action.

Ces modèles qui vous limitent

Vous connaissez votre style de vie, les modèles que vous valorisez, les exemples que vous voulez suivre ou qui vous inspirent. Mais connaissez-vous les modèles qui vous limitent ? Quand vous vous dites « à quoi bon », « tu n'y arriveras pas », « laisse tomber, ce n'est pas pour toi », vous subissez les méfaits d'un modèle limitant. Vos efforts sont peut-être sincères et réels, mais l'action d'un modèle limitant amoindrit ou annule leur efficacité.

Valérie

52 ans, divorcée, Valérie souffre de sa solitude, ses deux enfants sont loin et vivent leur vie. « Je passais mon temps à me plaindre d'être seule, et donc j'ai décidé de m'occuper, d'essayer de m'intégrer dans un groupe d'affinités... Mais j'allais de déception en échec et mes plaintes recommençaient. Un jour, je me suis dit en me regardant dans la glace : "Tu as passé toute ta vie à te plaindre, ne t'étonne pas d'être toute seule aujourd'hui !" C'était vrai, et je revoyais tous les sujets de plainte, je comprenais aussi que j'avais toujours joué le rôle d'une victime, c'est là que je me sentais exister. Mais ce n'était pas une fatalité ! J'ai réussi à me reconstruire autrement à travers le bénévolat dans une organisation caritative ; je viens en aide à des gens dont beaucoup ne se plaignent pas, bien que les raisons ne leur manquent pas ! »

Voici trois pistes pour découvrir les modèles qui vous freinent :

- Écouter votre monologue intérieur quand il vous répète des réflexions négatives à propos de vous et de vos « possibilités » : recadrer chaque réflexion négative avec des questions.
- Établir la liste des choses que vous vous interdisez, et examiner leur validité. Pensez à tous ceux qui, partant d'une situation difficile ou même d'un handicap, atteignent des buts ambitieux auxquels personne ne croyait !
- Repérer les personnes de votre entourage qui incarnent ces modèles limitants : des parents, des amis, un compagnon, une amie. Ces personnes ont probablement vécu dans l'interdit de s'épanouir et perpétuent inconsciemment ce modèle à travers des paroles de plainte et de résignation.

Toutes les décisions se fondent d'abord sur des ressentis. Ensuite, on les justifie avec de bonnes raisons, et à la fin, la décision se présente comme « rationnelle », « juste », ou encore comme « la seule » possible. Or, tous les gens qui ont fait un travail sur soi en témoignent : dans une situation donnée, il est extrêmement rare de n'avoir qu'une seule option, mais il est très fréquent de le croire. Vous comprenez facilement que, si on croit n'avoir qu'une seule option, on se prive de toutes les autres.

Dès l'instant où l'on identifie ses freins subjectifs, on gagne un choix décisif, celui de cesser de les actionner. Le premier effet est de libérer une énergie que l'on peut désormais utiliser dans des buts positifs.

Exercice 21

Le ressenti qui vous freine

Identifiez un objectif que vous vous interdisez parce que vous estimez n'être pas capable de l'atteindre.

Pensez à une image qui représente cet objectif, par exemple quelqu'un qui parvient à l'atteindre.

Choisissez le ressenti qui correspond le mieux à ce que vous éprouvez en pensant à cet objectif interdit : frustration, colère contre vous, peur, déception, doute, envie de fuir, de vous protéger.

Maintenant, pensez à un objectif désiré, que vous avez essayé d'atteindre sans résultat. Ressentez-vous en y pensant une ou plusieurs des émotions de l'étape précédente ?

Répondez sincèrement à la question : est-ce que cette expérience me fait réviser à la baisse mes objectifs actuels ?

> Si votre réponse est « oui », c'est qu'il y a un modèle qui vous limite. Dans ce cas, suivez les 3 pistes précédentes.
>
> Si votre réponse est « non », vous êtes sur la bonne voie pour atteindre vos objectifs : même s'il y a des ressentis un peu négatifs, ceux-ci ne vous empêchent pas de poursuivre vos efforts.

Votre vision du monde vous permet-elle de réussir ?

La vision du monde s'élabore peu à peu tout au long de la vie. On sait par exemple que les jeunes enfants ayant bénéficié d'un lien affectif fort et stable sont plus ouverts, explorent davantage leur environnement, entrent plus facilement en relation avec les autres. Votre capacité de mobilisation est plus forte et plus efficace quand le désir l'emporte sur la peur, il y a donc là un équilibre à trouver.

Ensuite, vous pourrez vous interroger sur l'objet de ce désir ou de cette peur. Même si votre désir est de préserver vos acquis, de vous protéger, la motivation et l'efficacité de vos actions seront aussi efficaces que si votre désir est d'explorer, de prendre des risques, de relever des défis ambitieux. L'objet du désir ou de la peur est moins important que l'intensité du ressenti.

Gilberto

36 ans, commercial à la recherche d'un emploi. « J'ai mis ma candidature sur Internet et je ne me fais aucun souci, j'ai plusieurs expériences réussies et mon profil intéresse les entreprises. Je cherche un nouveau travail parce que j'ai compris que je n'avais pas vraiment de perspectives d'évolution dans le poste que j'occupe aujourd'hui. Ce n'est pas la première fois que je suis dans cette situation. Beaucoup de gens me disent que je ne suis pas raisonnable, ils ont peut-être raison de leur point de vue, mais moi, quand je commence à m'ennuyer, il faut que je bouge ! La seule chose qui me fait un peu peur, c'est que je vais devoir choisir la meilleure offre... »

En lisant le témoignage de Gilberto, vous comprenez que sa vision du monde est complètement au service de ses ambitions. Il la voit comme une source d'opportunités, ses choix sont guidés par le désir d'aller de l'avant : évoluer, progresser. Il ne fait pas de choix par défaut pour éviter quelque chose. Conscient de ses compétences, il désire les déployer et cherche le cadre le plus favorable.

Dans un précédent livre[2], j'ai présenté un questionnaire sur l'optimisme qui correspond à une vision positive de soi-même et du monde. Une vision du monde qui vous autorise la réussite s'inscrit dans une ambiance optimiste. De plus, elle vous renvoie une image positive de vos propres possibilités. Si vous comprenez le monde comme une source d'opportunités, c'est que vous vous sentez

2. *Le Grand Livre des tests psy*, Eyrolles, 2010. Plus de quarante tests de personnalité pour mieux se connaître.

capable d'y jouer votre rôle. Si vous le considérez plutôt comme un milieu hostile, vous mettez toute votre énergie à vous en protéger. Une vision du monde permettant de réussir ne doit cependant pas occulter la réalité. Le monde n'est pas un pays de contes de fées, et les « merveilles » qu'il contient peuvent être aussi belles que dangereuses.

Votre carte du monde

Voici un rapide questionnaire pour mettre en évidence quelques points de repère dans votre carte du monde. Ces onze questions vous serviront aussi à mieux connaître les autres et à mesurer les différences parfois très importantes entre votre carte du monde et la leur. En fonction des résultats, vous saurez si votre carte est traversée par une « autoroute » de la réussite ou si elle représente une jungle épaisse parcourue seulement de petits sentiers.

Exercice 22

Explorez votre carte du monde

Lisez les affirmations suivantes et cochez celles avec lesquelles vous êtes d'accord (tout à fait d'accord ou plutôt d'accord).

- Je suis convaincu qu'il y a toujours une solution à un problème.
- Je n'ai pas le temps de faire tout ce que je veux.
- Si j'en avais les moyens, j'aimerais faire le tour du monde.
- Je suis confiant en mes compétences.
- Le progrès peut répondre à des besoins.
- Je suis prêt à m'investir dans un projet ambitieux et stimulant, même si c'est risqué.
- Je pense que beaucoup d'obstacles sont en nous et nulle part ailleurs.
- Ce que je veux vraiment, j'ai l'intuition que je peux l'obtenir.
- Je ne me décourage pas facilement.
- Je pense que je peux apprendre des choses utiles en toute occasion.
- Je peux en grande partie construire mon devenir.

Résultat : vous avez coché plus de 5 lignes : vous êtes sur la bonne voie. Vous avez coché de 1 à 4 lignes : vous devez renforcer confiance et estime en soi. Relisez le chapitre sur les talents et points forts.

Votre ligne de vie espace/temps

La carte n'est pas le territoire, mais plus votre carte est précise, plus elle est fiable. Une carte qui n'indiquerait ni les villes ni les routes actuellement existantes ne serait pas utile, sauf comprise comme une œuvre d'art ou un témoignage historique.

Exercice 23

Construire votre ligne de vie espace/temps

Étape 1 : Imaginez que vous êtes au sommet d'une tour ou d'une haute colline d'où vous regardez un paysage qui s'étend à perte de vue.

Étape 2 : Tracez mentalement une route qui traverse ce paysage ; vous voulez que cette route soit surtout :

- Belle et intéressante : vous la faites passer par les points qui vous plaisent.
- Fonctionnelle : vous la faites passer par les destinations prioritaires.
- Très riche : vous la faites passer par les lieux où il y a des opportunités.
- Très active : vous la faites passer par les sites riches en possibilités d'actions.
- Avant tout relationnelle : vous la faites passer par les points favorables aux rencontres.
- Surtout spirituelle : vous sélectionnez les zones où peut se cultiver la spiritualité.
- Très sécurisée : vous la faites passer par des endroits sûrs…

Étape 3 : Essayez ces critères puis établissez une hiérarchie de priorités avec trois « incontournables ». Ne négligez pas complètement les autres, à un moment, ils pourront se révéler utiles.

Étape 4 : Ajoutez une touche finale à votre route : les objectifs-étapes que vous avez déjà atteints. Pour ces objectifs-étapes, ajoutez un bâtiment, un jardin, une école… Mettez les résultats non désirés, les déceptions, dans des impasses, clairement indiquées par des panneaux de circulation routière.

Étape 5 : Considérez à présent la route que vous avez tracée et ajoutez les prochains objectifs-étapes. Posez la touche finale en donnant un nom à votre route.

Vous venez de franchir avec succès la première étape : la route est construite à travers votre carte du monde, elle représente une véritable ligne de vie. En PNL, on parle de ligne de temps. On imagine que notre vie se déroule sur une voie plus ou moins large, plus ou moins agréable, et il appartient à chacun de faire passer cette route par des lieux intéressants : réussite personnelle, famille, ambitions…

Quels moyens de transport allez-vous utiliser pour parcourir cette route ? Le prochain exercice s'appuie sur le fait que, par la pensée, il est facile de parcourir l'espace et le temps, mais que pour bien utiliser la carte et parvenir à vos fins, il vous faut les véhicules adaptés.

Exercice 24

Configurez les véhicules adaptés à votre voie

En vous inspirant des configurateurs d'automobiles que l'on trouve sur Internet, vous allez maintenant concevoir vos moyens de transport pour explorer et voyager sur votre voie. Pour quatre éléments importants, vous devez sélectionner une priorité, soit en entourant le terme important, soit en complétant la liste proposée, soit en répondant aux questions.

Le **carburant** est un élément très important. Sur une voie réaliste et positive, il se compose d'optimisme, de volonté, de courage et de bien d'autres qualités. Indiquez à présent l'élément le plus important de votre « carburant ».

L'**ouverture** et la **sécurité** : cabriolet, toit ouvrant, bulle transparente, aides visuelles…

Le **pilotage** : vos tableaux de bord personnels, ceux de votre entreprise, de quelles informations voulez-vous disposer à tout moment : votre famille, le solde de votre compte bancaire, la météo…

L'**habitabilité** : qui et que voulez-vous toujours avoir près de vous ?

> Vous avez construit un « véhicule » adapté. Outre vos qualités personnelles, il contient aussi des éléments qui représentent vos valeurs. Notez-les, ils vous serviront dans de prochaines explorations.

Exercice 25

Soyez votre propre guide

Concentrez votre attention sur le chemin que vous avez parcouru jusqu'à aujourd'hui, repérez les gens qui vous ont accompagné, aidé, soutenu, inspiré.

Placez à votre droite les personnes qui ont eu une influence positive sur vous.

Donnez une place dans l'ombre des impasses aux personnes qui représentent l'opposé de vos valeurs, de vos buts.

Les personnes positives vous ont transmis des forces et des ressources, leurs conseils et avis vous ont été utiles et bénéfiques. À votre tour, vous pouvez utiliser ces ressources pour aider les autres. Imaginez que vous rencontrez un être qui se cherche, se pose des questions. Proposez-lui de faire un bout de chemin ensemble, placez-vous à sa droite et transmettez-lui les choses utiles que vous avez apprises.

Se ressourcer en permanence

Pratiquer l'autocoaching, c'est savoir ce que l'on veut, ce que l'on peut atteindre, ce qui motive et permet de se ressourcer. Cette attitude consiste à rester réceptif à tout ce qui peut être utile, agréable et en accord avec son but. Être son propre coach exige du discernement pour rester concentré sur le but, ne pas se laisser distraire par des sollicitations extérieures non pertinentes. Or, cela devient difficile quand on est soumis à des impératifs de rendement, de réactivité, de multitâches. Se ressourcer en permanence permet d'éviter les méfaits du stress parce que l'on sait mieux percevoir les signes d'alerte.

Dimitri

Dimitri, 34 ans, est illustrateur. Après un épisode de *burn-out* qui l'a beaucoup choqué, il a décidé de changer ses mauvaises habitudes et surtout d'apprendre à dire « stop » quand il se sent débordé. « J'étais arrivé à un état d'épuisement total, et la qualité de mon travail commençait à s'en ressentir. J'ai la chance d'être un professionnel apprécié, mais si je continuais ainsi, c'est certain, j'avais beaucoup à perdre. À ce moment, je n'ai rien écouté : ni mes sensations, ni mon monologue intérieur, et encore moins mon amie. Mais j'ai eu très peur quand je me suis réveillé à l'hôpital. La prise de conscience a été rude mais bénéfique, j'ai décidé de travailler autrement : j'ai organisé mes horaires, sélectionné les travaux que j'étais le mieux à même d'exécuter parfaitement, et surtout j'ai enfin admis que je devais me reposer. Sport, hygiène de vie ont fait leur entrée, cela n'a pas été facile... J'ai utilisé des techniques de développement personnel, des "ancrages" pour la concentration, le calme, et j'ai compris que leur efficacité dépendait d'une attitude d'attention à soi-même. Cela fait deux ans maintenant que je suis mon propre coach, et mon seul regret, c'est de ne pas avoir commencé plus tôt ! »

La technique de l'ancrage mise au point par la PNL peut se pratiquer seul, sans l'aide d'un coach ou d'un psy. Discrète, efficace, durable, elle vous servira à rappeler les états de ressource utiles au bon moment, grâce à un signal connu de vous seul.

Deux choses importantes à connaître :

- Les signaux d'alerte qui attirent l'attention sur le malaise ou la difficulté. Si par exemple vous redoutez de prendre la parole en groupe, les signes d'alerte sont ceux du stress ; il faut intervenir rapidement, faute de quoi vous êtes vite submergé par les émotions négatives.
- Les états de ressource utiles varient en fonction de la situation. La confiance en soi ou l'assurance peuvent être de bonnes ressources pour prendre la parole en groupe, mais trop de confiance ou d'assurance nuit à la performance quand il s'agit de mettre en doute ou de questionner de façon critique actions et résultats.

Dans l'exercice qui suit, vous allez apprendre à trouver un état de ressource adapté et à faire un ancrage.

Exercice 26

Identifier un état de ressource

Étape 1 : Imaginez que vous êtes metteur en scène et que vous dirigez des acteurs, vous êtes installé au premier rang. Sur scène se joue une situation de votre vie privée qui vous met mal à l'aise. L'acteur qui interprète votre rôle n'utilise pas, selon vous, la bonne ressource psychologique. Vous lui demandez de nommer l'état intérieur qu'il ressent et il vous répond : « très inquiet ». Mais cela ne convient pas ; vous allez alors le conseiller et l'aider à trouver la bonne ressource.

Étape 2 : En observant l'acteur, vous avez pu identifier parfaitement le comportement qui traduit le ressenti « très inquiet ». Demandez-lui quelle ressource serait vraiment utile. Il vous répond : « confiance en soi » ; vous lui demandez alors de reprendre la scène en utilisant cette ressource, et vous le guidez pour que son interprétation soit parfaite.

Étape 3 : Observez comment les choses se passent avec la ressource « confiance en soi » : qu'est-ce que cela change, est-ce que cela vous convient ?

Étape 4 : Si vous voulez améliorer encore les choses, discutez avec cet acteur virtuel, faites des suggestions et aidez-le à les mettre en œuvre. Au besoin, montrez-lui ce que vous voulez. Et quand vous avez trouvé la bonne ressource, nommez-la.

Vous pouvez à présent passer au second exercice.

Exercice 27

Ancrer un état de ressource

Préalable : Vous avez identifié la ressource « confiance en soi ».

Étape 1 : Cherchez dans votre vie une expérience lors de laquelle vous ressentez une pleine confiance en vous.

Étape 2 : Reconstruisez mentalement l'expérience et concentrez-vous sur ce que vous ressentez. Lorsque vous vous sentez pleinement confiant, laissez spontanément une image, un mot, un son s'associer à votre ressenti ; ce sera le code pour la ressource. Restez concentré encore quelques instants sur votre ressource « confiance en soi » associée à son code.

Étape 3 : Relâchez votre attention et revenez dans l'ici et maintenant.

Étape 4 : Pensez à une situation similaire à celle de l'exercice précédent. Activez votre ancrage de ressource en pensant à son code et notez en quoi cela change les choses.

Étape 5 : Refaites l'exercice, car la répétition accroît la puissance de l'ancrage.

Valeurs sûres

On appelle « valeur » l'estimation positive ou négative d'un comportement, d'une attitude. Si vous venez en aide à une personne démunie et que vous évaluez cela comme « bon », « bien », votre action correspond à une valeur comme « altruisme » ou « charité ». Les valeurs sûres sont fondatrices de votre identité, elles ne vous font jamais défaut. Une valeur sûre traduit votre personnalité, et s'accompagne le plus souvent d'autres valeurs. Par exemple, si vous mettez la famille au-dessus de toutes les autres préoccupations, vous voyez apparaître une série d'autres valeurs : solidarité, protection, partage… Vous pouvez utiliser ces valeurs sûres comme des ressources, parce que le ressenti associé à la valeur est positif, satisfaisant : il y a un plaisir à faire quelque chose dans le respect de ses valeurs. Si, par exemple, vous mettez au-dessus des autres la valeur « travail », vous n'avez pas de difficulté à vous motiver ni à vous lever tôt pour aller travailler. Mieux encore, vous éprouvez de la satisfaction quand vous travaillez bien, quand vous avez effectué tout ce que vous aviez prévu.

Exercice 28

4 questions pour repérer vos valeurs sûres

Pour identifier vos valeurs sûres, répondez aux 4 questions suivantes :

1. Qu'est-ce que je ne pourrais jamais faire ?
2. Comment est-ce que je nomme quelqu'un qui fait de telles actions ?
3. Est-ce que je m'efforce de ne *surtout pas* ressembler à une telle personne ?
4. Quelle est la valeur satisfaite par mon attitude ?

À titre d'exemple, voici les réponses et réactions de Cécile :

- Je ne peux pas tromper quelqu'un.
- J'exclurais quelqu'un qui me tromperait, parce c'est malhonnête.
- Oui, en effet, je ne veux pas être malhonnête.
- Pour moi, l'honnêteté est une valeur très importante, peut-être même la plus importante.

Images fortes

Sabine

47 ans, employée. Sabine est en surpoids et désespère d'arriver à trouver l'équilibre. Pourtant, elle fait une expérience marquante et en garde une image très forte. « Ma fille s'amusait avec une application sur son téléphone portable qui vous montre à quoi vous risquez de ressembler dans dix ans, vingt ans... Pour rire, elle me l'a montrée et je l'ai essayée. Le résultat que j'ai vu, j'ai voulu l'effacer tout de suite, tellement ça m'a fait honte... Je n'ai eu aucun mal à me mettre au régime et à me donner les moyens de faire attention à moi. Quand j'ai des tentations, je revois cette image, même une fraction de seconde, ça suffit à me faire oublier la tentation ! »

Certaines images restent imprimées dans la mémoire, soit parce qu'elles sont belles, qu'elles nous rappellent de bons moments, soit parce qu'elles désignent une réalité négative à laquelle nous voulons échapper. L'important, c'est d'avoir de telles images à sa disposition. Elles sont généralement associées à une expérience et fonctionnent comme des ancrages. Ce ne sont pas seulement des images visuelles, mais aussi des sons, des paroles, des musiques, des goûts, des odeurs, des sensations... Il est possible de construire de telles images en suivant le schéma indiqué dans l'exercice suivant.

Exercice 29

La grande image

Pensez à un but très important pour vous et imaginez que vous l'avez atteint. Construisez une image mentale qui montre que vous avez atteint votre but ; cette image doit vous inclure, ainsi que tout ce qui pourrait se trouver autour de vous.

Quand cette image est établie, concentrez-vous quelques instants puis imaginez qu'elle grandit, occupe toute la « scène », révèle toutes ses couleurs. Autrement dit : améliorez la qualité de cette image.

Maintenant, concentrez votre attention sur l'image améliorée, et mémorisez-la.

Cette image vous servira d'ancrage de ressource pour renforcer votre motivation.

Synthèse

Vous avez appris à identifier vos modèles, ceux qui vous stimulent et ceux qui vous limitent. Vous savez si votre « carte du monde » vous permet de réussir, d'atteindre les buts que vous vous fixez. Vous avez découvert la technique de ligne de vie espace/temps afin de construire une représentation de votre parcours. Vous possédez aussi la technique de l'ancrage, grâce à laquelle vous pourrez vous ressourcer en permanence. Des états de ressources aux valeurs et aux images fortes, il n'y a qu'un pas que vous venez de franchir.

CHAPITRE 6

LES ÉMOTIONS DE LA RÉUSSITE

Une vie sans émotion est une vie perdue.

Roger Fournier, *Le Stomboat*, Paris, Le Castor astral, 1991

Au programme

- Des ressources psychologiques illimitées
- Le paysage émotionnel pour comprendre ses émotions
- Les émotions de la réussite

Des ressources psychologiques illimitées

Avez-vous entendu parler du livre d'Anthony Robbins[3], *Pouvoir illimité*, vous souvenez-vous de cette couverture racoleuse avec une image de Superman ? Ce texte a inspiré des millions de gens. Pourquoi ? En y portant attention, il ne révèle rien de bien exceptionnel, à l'exception du titre… La promesse d'un pouvoir illimité, même si on a du mal à l'admettre, a de quoi interpeller : au fond, chacun désire en secret prendre le pouvoir sur son destin, déployer ses possibilités, pouvoir s'appuyer sur une force capable de réduire à merci les adversités les plus dures.

3. Anthony Robbins, *Pouvoir illimité*, Robert Laffont, 2003.

Est-il vraiment possible d'exercer un pouvoir illimité sur soi, d'obtenir absolument tout ce que l'on veut ? Si l'on possède un tel pouvoir, pourquoi s'interdire de l'utiliser sur autrui… ? La tentation est forte, mais une promesse ne suffit pas à assurer le succès d'un projet. Même si l'on admire régulièrement de grands exploits, cela ne les rend pas tous accessibles. Tous les octogénaires n'ont pas envie de participer à un triathlon ou de faire le tour du monde à trottinette. L'autocoaching n'a pas vocation à vous changer en super-héros d'un coup de baguette magique.

En revanche, il vous permet de rester connecté à vos ressources, en particulier celles dont vous ne manquez jamais, celles qui se régénèrent en permanence. Or, ces ressources demeurent peu connues, nous ne les percevons pas : on a tellement l'habitude de s'en servir que l'on n'y fait même plus attention. Si vous écrivez avec facilité, vous envisagez avec confiance de rédiger une lettre, d'animer votre blog, voire d'écrire un livre. Si vous avez la parole facile, vous ne manquez pas une occasion de vous exprimer. De la même façon, nous sommes dotés de ressources psychologiques quasi illimitées. Ce sont des traits caractéristiques de la personnalité : optimisme, volonté, confiance en soi, imagination.

La ressource illimitée de Robbins, c'est la volonté doublée d'une confiance en soi à toute épreuve qui lui laisse croire qu'il peut vaincre tout obstacle. Ces ressources accompagnent ses projets de vie, et il les transmet à travers ses séminaires et ses écrits. Le pouvoir illimité propre à ce coach, c'est qu'il croit sa volonté illimitée.

Bertrand

À 42 ans, Bertrand est l'un des meilleurs commerciaux de sa société, ses collègues jalousent son talent, certains vont même jusqu'à imaginer qu'il détient un secret ou qu'il applique une recette « magique ». Intuitif, intelligent, Bertrand n'est jamais pris au dépourvu, ses arguments vont droit au but, et quand on cherche à comprendre sa réussite, il répond avec calme qu'il se contente d'écouter avec attention avant de conclure : « C'est le client qui me donne les arguments, il suffit de bien écouter… Je lui demande seulement d'accepter que je lui pose quelques questions, le reste, c'est lui qui le fait ! »

À votre avis, quelle est la ressource illimitée de Bertrand ? La certitude de trouver le bon argument, le bon angle d'attaque, quoi qu'il arrive. Il est convaincu qu'il lui suffit d'être attentif... Totalement confiant en cette ressource illimitée, il aborde les situations avec sérénité. Il ne doute pas de sa capacité à emporter un marché, conclure une vente, même compliquée, même avec des clients réputés difficiles.

Dominique

27 ans, concepteur web et média, Dominique parle de sa ressource illimitée : « Je compte sur mon imagination, elle ne me fait jamais défaut, tout ce qui se présente dans ma vie peut être un point de départ. Bien sûr, il y a des sujets qui m'inspirent plus ou moins, mais j'ignore l'angoisse de la feuille blanche. J'applique une méthode, c'est un vrai métier, mais cela n'explique pas tout. Il m'arrive assez souvent, à l'issue d'un entretien, d'être perplexe ou indécis : j'ai bien saisi ce que veut le client, mais je ne le vois pas encore ; en même temps, je suis sûr que les images ne vont pas tarder à arriver dans ma tête, ensuite, je sais ce qu'il faut faire. »

L'exercice suivant va vous aider à prendre conscience de votre ressource illimitée.

Exercice 30

Ressource illimitée

Partons d'une situation imaginaire : vous vous trouvez seul, dans une ville inconnue, dans un pays dont vous ne comprenez pas la langue. Vous n'avez rien dans vos poches, pas de passeport, pas d'argent. Que faites-vous ?

1. Vous choisissez un endroit d'où vous pourrez observer tranquillement et vous vous efforcez de comprendre ce qui se passe autour de vous. Vous ne prendrez de décision que plus tard, vous êtes certain que vous saurez vous adapter et trouver une bonne solution.
2. Vous repérez un passant qui vous semble sympathique et l'abordez, car vous pensez que, de toute façon, c'est un humain, et qu'entre humains, il est toujours possible de se comprendre et de s'aider.

3. Vous tentez de reconstruire mentalement le film des événements qui vous ont conduit jusque-là, il y a certainement une explication logique à cette situation.
4. Vous cherchez un abri et de quoi manger, puis vous priez pour que la Providence vous vienne en aide. Vous pensez qu'il ne faut négliger aucune aide…
5. Vous cherchez ce que vous pourriez échanger pour obtenir de quoi survivre ; même sans en savoir plus, vous êtes certain de trouver une bonne affaire.

Solutions

Réponse 1 : Vous faites confiance à votre intelligence stratégique, vos capacités de réflexion sont vos meilleures alliées.
Réponse 2 : Vous comptez sur vos talents relationnels, vous avez un contact facile et vous aimez aller à la rencontre d'autrui. En vous rendant sympathique et digne de confiance, vous êtes sûr de trouver de l'aide.
Réponse 3 : Vous vous reposez sur vos capacités d'analyse, vous pensez qu'en examinant attentivement les événements, vous trouverez une explication. Connaître les tenants et les aboutissants de la situation vous apporte la bonne solution.
Réponse 4 : Vous faites confiance à votre pragmatisme, vous allez droit à l'essentiel, même si cela semble terre à terre. Le but requiert de ne pas se montrer trop sélectif, si la prière peut vous aider, ce serait dommage de vous en priver.
Réponse 5 : Votre ressource illimitée, c'est l'échange, le commerce, les affaires ; quoiqu'il arrive, vous trouvez la bonne opportunité.

Volonté

Sylvie

---

39 ans, éducatrice spécialisée. « Je suis patiente, très patiente, mais je ne renonce pas, même face à des difficultés. Les jeunes que j'aide font peut-être des détours, certains ont des itinéraires plutôt chaotiques, mais je suis convaincue qu'ils parviendront à bon port, il faut laisser du temps au temps et se dire que la confiance engendre la confiance. »

La volonté de Sylvie lui permet de considérer un échec comme une étape ou un essai suivi d'erreur, mais jamais rien d'irréparable. Par son attitude, elle transmet sa perception particulière du temps, la patience. Chez elle, cette ressource se distingue parfaitement de la passivité : tout au contraire, elle avance avec détermination vers un futur mûrement réfléchi… La volonté comme ressource repose sur trois piliers : la vision du but, le désir, la résistance face à l'adversité. La vision du but, des objectifs-étapes, n'est utile que si elle anime le désir de les atteindre. À son tour, le désir n'est vraiment utile que s'il est plus puissant que les obstacles. Ensemble, ces éléments composent la volonté comprise comme une motivation.

Même si elle demande des efforts, la volonté ne doit pas être un combat contre soi-même. Si vous décidez d'adopter une bonne hygiène de vie, vous ne pourrez pas vous y « forcer » sur le long terme. De la même façon, jouer un rôle qui ne vous correspond pas demande beaucoup d'énergie, et tôt ou tard, les masques tombent. Quand on obtient un résultat non désiré, au lieu de se lamenter, d'accuser la malchance ou un élément extérieur, mieux vaut vérifier rapidement que les trois piliers de la volonté sont toujours bien présents.

Exercice 31

3 questions pour tester sa volonté

1. Est-ce j'ai une vision claire de mon but ?
2. Est-ce que cette vision déclenche le désir de l'atteindre ?
3. Qu'est-ce qui pourrait me contraindre à renoncer ?

Pour cette dernière question, n'acceptez que les motifs sur lesquels vous n'avez aucune influence directe (reportez-vous à l'exercice 4, « Les 3 boîtes »).

Imagination

C'est une ressource très importante qui participe de l'adaptation, de la résolution de problèmes, de la négociation et de toutes les activités créatives. Mais elle est vulnérable aux pressions, aux inhibitions. Quand on a peur d'un chef, par exemple, on évite d'attirer son attention par des initiatives. Quand on a peur de se tromper, on évite de changer ses habitudes, même si on connaît les limites que cela implique.

L'imagination repose sur la confiance en soi, la curiosité, et le sens du jeu. Ces deux derniers éléments participent du besoin qui pousse à explorer le monde, à chercher des stimulations, de la nouveauté. Les gens imaginatifs ont souvent très peur de l'ennui, de la routine, des habitudes qui pourraient les enfermer dans un rôle, une fonction, ou leur coller une étiquette inamovible. Il arrive que l'on se sente en manque d'imagination ; avant de céder au découragement, mieux vaut vérifier quel est l'obstacle.

Exercice 32

Les freins à l'imagination

Pensez à une situation dans laquelle vous aimeriez faire preuve d'imagination, mais aucune idée ne se présente à vous, puis répondez sincèrement « oui » ou « non » aux commentaires suivants.

1. Je ne suis ni intéressé ni motivé.
2. Je redoute d'être mal jugé par autrui.
3. J'ai peur de faire une erreur.

Vos réponses vous indiquent clairement où se situe l'obstacle à votre imagination :

> Réponse 1 : Le thème sur lequel elle est censée se développer.
> Réponse 2 : La peur de déplaire.
> Réponse 3 : La peur de ne pas être à la hauteur de votre image, de votre réputation…

Le paysage émotionnel

Les émotions occupent une place de premier plan dans la vie, pourtant nous avons parfois une attitude très combattive envers elles. Il s'agit de les « maîtriser », de les « contrôler », comme si elles s'opposaient à nos projets, nous contraignaient à des comportements irrationnels « sous le coup de l'émotion »…

Comprendre ses émotions

Les émotions représentent un exceptionnel outil d'adaptation. Les comprendre, c'est accroître son intelligence des situations, des autres, des enjeux, c'est aller vers une meilleure connaissance de soi. Sans émotion, pas d'intuition, et pas de décision intelligente. On ne peut pas remplacer l'émotion par une froide logique rationnelle. La bonne attitude, c'est d'inviter ses émotions au débat, les intégrer pleinement au processus de décision.

Jérémie

Chef d'une petite entreprise de services, Jérémie, 39 ans, cherche à la développer et noue des contacts avec d'autres entreprises pour trouver des partenaires. « J'ai rencontré récemment un futur partenaire et, sur le papier, tout semble correct, son affaire est saine, stable dans le temps, je n'ai rien à lui reprocher, son CV correspond à son profil, il est donc le type même du partenaire que je cherche. Je n'ai relevé aucun signe négatif dans son comportement, il est courtois, attentif, et semble intelligent, mais voilà, ça ne passe pas, je diffère ma décision, j'avance de piètres prétextes... Je suis en train de passer pour un indécis, un couard, quelqu'un qui ne sait pas ce qu'il veut. Bref, je suis mal à l'aise : j'ai une intuition défavorable et je ne peux la relier à rien de précis... » Jérémie a fini par renoncer à ce partenariat, il a tenu compte de son intuition, et a finalement trouvé d'autres opportunités.

Il ne s'agit pas de se soustraire à ses responsabilités en prétextant une intuition négative, mais seulement d'intégrer celle-ci dans la compréhension. Quand vous n'arrivez pas à vous motiver pour une tâche ou une promesse, c'est que vous manquez du soutien de vos émotions. Une mission que l'on accomplit avec un sentiment d'utilité, de justesse, procure de la satisfaction, du plaisir. L'émotion, c'est ce qui fait la différence entre la tâche et la corvée.

Comme réponses à une situation, les émotions apportent des informations à partir desquelles un choix adapté est possible. Trop souvent, les efforts portent davantage sur le camouflage des émotions que sur leur compréhension.

Voici les quatre méthodes les plus utilisées dans ce contexte :

- **Le déni :** consiste à faire comme si l'émotion n'existait pas. On a tendance à dire « ce n'est rien » à propos de ce que l'on ressent ou de ce que ressent autrui. Recevoir un tel commentaire peut engendrer un grand nombre d'émotions négatives. À terme, le déni aggrave la situation.
- **Le camouflage :** on s'arrange pour faire passer une émotion jugée inadaptée pour une autre plus « correcte ». Ainsi, on déguise sa peur en agressivité, sa couardise en prudence, sa frustration en dédain… Mais tôt ou tard, il faudra affronter l'émotion première et comprendre pourquoi elle survient.
- **La défaite :** on reconnaît que l'on agit « sous le coup » de l'émotion, on regrette, mais c'est « plus fort que soi ». Ainsi, on devient une victime, et cela permet de se justifier, voire de se pardonner ou de se faire pardonner une grave erreur, un comportement négatif.
- **L'évitement :** si ce retrait offre la possibilité de mieux comprendre la situation, ce n'est pas une mauvaise stratégie que de se mettre à l'abri. Mais quand l'évitement s'installe dans la durée, on se protège sans doute des émotions négatives, mais on se prive aussi des autres. Le résultat, c'est que l'on n'utilise pas son intelligence émotionnelle.

L'autocoaching considère les émotions comme des alliées de vos projets personnels et professionnels.

Identifier son émotion dominante

Quand vous dites de quelqu'un qu'il est « toujours de bonne humeur », ou au contraire qu'il « râle tout le temps », vous évaluez les messages transmis et compris. Quand vous repérez en vous ou chez autrui une attitude aussi typique, elle révèle l'émotion dominante. Il est possible d'agir sur votre émotion en travaillant sur le dialogue intérieur et les représentations.

Les quatre questions suivantes vont vous aider à mieux cerner votre émotion dominante :

- Quand vous commencez votre journée, quel est votre ressenti ? Est-ce que vous abordez la journée de façon plutôt positive ou négative, pensez-vous davantage aux problèmes qu'aux satisfactions ?
- Est-ce que vous maugréez souvent ? Le râleur trouve dans toute situation matière à désapprouver, à critiquer sévèrement, et même à se mettre en colère. Cette attitude demande beaucoup d'énergie et tend à s'auto-entretenir.
- Après un souci, une difficulté, quand vous vous sentez à nouveau revenu à votre état habituel, que ressentez-vous ? Retrouvez-vous rapidement votre optimisme, ou bien votre pessimiste reprend-il le dessus ? Par exemple, un état de frustration revient-il très vite après une satisfaction ?
- Quelle émotion peut-elle vous faire agir ? À quoi réagissez-vous sans trop vous poser de questions ? Des ressentis comme la colère, la compassion, la cupidité, l'arrogance, la fierté, le sens de l'honneur, etc., sont-ils capables de vous pousser à un engagement ?

Exercice 33

Vos émotions spontanées

Les dix affirmations suivantes décrivent des ressentis typiques d'émotions « toile de fond » ; lesquelles vous semblent familières ? Relevez-en deux dans lesquelles vous vous reconnaissez et deux avec lesquelles ce n'est pas du tout le cas.

1. J'ai toujours envie de quelque chose.
2. Je trouve toujours un sujet de mécontentement.
3. Je trouve toujours quelque chose qui me fait sourire ou rire.
4. Je pense plutôt aux satisfactions qu'aux insatisfactions.
5. Je suis souvent déçu par les autres.
6. Je sais que si je veux quelque chose, je l'obtiendrai.
7. J'ai souvent peur d'échouer.
8. Je me réjouis à l'avance de passer de bons moments.
9. Je pense que les autres sont meilleurs que moi.
10. Je déteste me mettre en avant.

Émotions correspondantes dans l'ordre d'apparition

Frustration, colère, joie, optimisme, attente, volonté, manque de confiance en soi, plaisir, sentiment d'infériorité, manque d'assurance.

Les émotions de la réussite

Les émotions participent de la réussite, mais peut-on les choisir comme la couleur de ses vêtements ou le menu de son repas ? Si tel était le cas, la question ne se poserait plus… Le contrôle que nous pouvons exercer sur nos émotions se résume à de la prévention ; celle-ci repose sur la prise de conscience des informations contenues dans l'émotion et de son impact sur soi-même et sur autrui.

Marie-Noëlle

Marie-Noëlle a 41 ans. Elle vient d'ouvrir son salon de thé doublé d'une épicerie fine. Sa boutique est décorée avec élégance et, rapidement, ne désemplit pas, notamment les jours de marché. Pourtant, elle n'est pas satisfaite « J'aurais dû être fière, mon idée était la bonne, j'avais la clientèle que je visais, mais je ne me faisais pas confiance, je doutais tout le temps, une petite réflexion et je partais dans des interprétations... Au fond, me trouver de bonnes raisons ne servait à rien, jusqu'à ce que j'apprenne à me questionner autrement. Après tout, je n'avais qu'à arrêter de me mettre en doute, revendre ma boutique, chercher un emploi routinier et sans surprise. J'ai pris conscience que l'idée d'arrêter me révoltait. J'ai pris appui sur cette «révolte» ; elle m'a donné de l'énergie et permis de mesurer mes premiers résultats, la confiance s'est installée, elle ne me fait plus défaut aujourd'hui. »

Les émotions de la réussite, pour Marie-Noëlle, viennent d'un refus : avant de monter son salon de thé, elle était agent administratif. Ses ambitions personnelles ne s'accommodaient pas de sa situation, elle rêvait d'autre chose. Rétrospectivement, elle réalise qu'il lui a fallu mobiliser des ressources pour débuter, et d'autres pour persévérer. Quelle que soit leur provenance, quatre ressources sont toujours présentes dans les parcours de réussite : la confiance, le courage, la distance et la sérénité.

Confiance et courage

La confiance en soi est un savoir et un ressenti : plus on se sait et se sent compétent, plus on a confiance. Le courage demande de la confiance, de l'assurance : ce sont en effet les situations difficiles qui le mettent à l'épreuve. Confiance et courage sont indissociables quand il s'agit d'aller de l'avant.

Les relations et les expériences renforcent la confiance en soi et le courage : elles donnent l'opportunité d'affronter les échecs sans se dévaloriser, de mener à bien ses projets. Le manque de confiance en soi se cache parfois dans l'arrogance, le rire, la provocation. Il n'y a pas de recette magique pour la confiance. La seule certitude, c'est que chacun en possède, au moins dans ce qu'il aime faire et réalise avec plaisir. Comme la confiance en soi est largement fondée sur l'expérience, il est possible de s'exercer à la cultiver. Une des expériences les plus gratifiantes pour la confiance en soi, c'est la victoire sur une mauvaise habitude. En outre, il faut aussi du courage pour y arriver.

Exercice 34

Pour vaincre une mauvaise habitude

Identifiez une mauvaise habitude et imaginez deux manières efficaces de la remplacer.

Repérez les obstacles qui pourraient vous empêcher d'y arriver.

Identifiez clairement ce que vous allez gagner en chassant cette mauvaise habitude.

Décidez du moment où vous allez commencer.

Confiance et courage renvoient à l'estime de soi. Plus vous êtes convaincu que vous êtes une personne de valeur, plus votre estime de soi est élevée. Le manque d'estime de soi engendre le manque de respect de soi. Puisque l'on se tient pour peu important, on n'hésite pas à se traiter avec mépris : ne pas tenir compte de sa fatigue, du manque de sommeil, se gaver de sucreries ou au contraire se priver, utiliser son corps comme un instrument, un objet. Pour renforcer votre estime de soi, n'hésitez pas à vous adresser des félicitations dans votre dialogue intérieur à chaque fois que vous réussissez quelque chose, même des choses qui, aux yeux d'autrui, ne semblent pas très importantes.

Distance et sérénité

L'autocoaching est une forme de gouvernement de soi-même dont vous êtes le dirigeant. À ce titre, il vous faut prendre du recul pour juger une situation, évaluer une performance, établir un plan stratégique.

Il ne s'agit pas de tomber dans la facilité et l'inaction en devenant spectateur de votre vie. Prendre des décisions équilibrées, qui tiennent compte de ce que vous ressentez, des enjeux réels, des objectifs et des valeurs, tel est le but. Ces qualités de distance et de sérénité peuvent vous sembler difficiles à mettre en œuvre, mais en procédant étape par étape, et avec un peu d'entraînement, vous ne tarderez pas à les maîtriser.

1. Repérer les situations dans lesquelles vous manquez de distance et de sérénité. Efforcez-vous de regarder en face une situation qui peut avoir des conséquences importantes. Ainsi, avez-vous tendance à répondre immédiatement à toute demande ? Cherchez-vous coûte que coûte à vous débarrasser des problèmes ? Si vous répondez par l'affirmative à ces deux questions, c'est que vous ne prenez pas suffisamment de temps pour réfléchir. Un problème dont on se débarrasse à la hâte revient tôt ou tard à l'assaut. Il ne faut pas toujours privilégier les solutions à très court terme. Si votre trésorerie baisse de façon dramatique, certes, une rentrée d'argent va apporter une solution, mais s'il y a des erreurs de gestion, le problème ressurgira. Se débarrasser d'un problème n'équivaut pas à le résoudre mais à fournir un supplément de « carburant » : argent, temps, travail, etc.. Pour vaincre un problème, vous devez comprendre ce qui le fait surgir, ce qui lui permet de s'installer, et quelles mesures peuvent réellement en venir à bout.

2. Faites un ancrage pour la distance et la sérénité, comme vous l'avez appris, et déterminez avec précision le bon moment pour le mettre en œuvre. C'est une opération délicate qui requiert toute votre attention. Déclenché trop tard, l'ancrage perd tout ou partie de son efficacité. Comment être certain que c'est le bon moment ? Le critère, c'est votre ressenti qui vous le donne, à condition de savoir en tenir compte. Vous connaissez votre « paysage » émotionnel habituel ; c'est dès l'apparition d'une perturbation dans votre « météo » émotionnelle qu'il faut agir, et non lorsque la tempête se déchaîne…
3. Profitez de votre distance : c'est un espace de liberté dans lequel pourront se déployer d'autres ressources, comme l'imagination, la volonté, la confiance en soi. Prendre du recul revient toujours à élargir la perspective. Quand vous êtes au sommet d'une tour, vous voyez un paysage bien plus vaste qu'au ras du sol, là où de nombreux édifices masquent l'horizon. Quand on prend du recul par rapport à un problème, on voit davantage la perspective, les buts à atteindre, les objectifs-étapes, et les difficultés sont ramenées à des proportions plus modestes, donc plus faciles à gérer.

Exercice 35

Un peu de relaxation

Pratiquer régulièrement un peu de relaxation vous aidera considérablement à cultiver votre sérénité. Voici un exercice type en quatre étapes très simples.

Étape 1 : Éteignez votre téléphone portable, vérifiez que vous ne serez pas dérangé pendant un bon quart d'heure. Cela fait, installez-vous confortablement dans la posture qui vous convient le mieux.

Étape 2 : Faites l'expérience respiratoire que les grands maîtres d'arts martiaux pratiquent pour dynamiser leur « énergie interne » : prenez une profonde inspiration par le nez, retenez 1 à 2 secondes l'air contenu dans vos poumons, puis expirez en relâchant tous vos muscles…

Étape 3 : Projetez-vous mentalement dans un lieu idéal où vous êtes hors d'atteinte de tout tracas.

Étape 4 : Fermez les yeux, si ce n'est déjà fait, puis faites un compte à rebours mental de 100 à 1 ; quand vous arrivez à 1, faites un arrêt de 4 secondes pendant lequel vous pensez à quelque chose de positif, puis recommencez le compte à rebours. Quand vous aurez répété trois à cinq comptes à rebours, imaginez que vous affrontez victorieusement une difficulté, ou que vous surmontez une peur. Quand c'est fait, revenez dans l'ici et maintenant, étirez-vous, pensez qu'en ouvrant les yeux, vous vous sentirez reposé, détendu et prêt à l'action.

Votre première séance est terminée.

Après cette première expérience, refaites une séance quotidienne pendant une semaine à l'heure qui vous convient le mieux. Ensuite, la deuxième semaine, raccourcissez vos comptes à rebours : 50, 20, 10 jusqu'à arriver à compter de 5 à 1. Ainsi, vous apprendrez à vous relaxer en quelques secondes, ce qui vous permettra de rester serein en toute situation.

Synthèse

Vous avez appris à identifier vos ressources psychologiques « illimitées » et avez réalisé les ancrages nécessaires. Vous possédez une idée précise de votre paysage émotionnel. En l'utilisant au mieux, vous saurez mettre en valeur vos talents. Enfin, vous avez appris une technique progressive de relaxation utile pour prendre de la hauteur par rapport à toute situation, pour rester serein et concentré.

PARTIE 3

L'AUTOCOACHING DANS LA DURÉE

L'autocoaching vous conduit peu à peu vers un rapport à vous-même apaisé et réaliste. Plus conscient du sens de votre expérience, vous savez mieux utiliser vos ressources et vos compétences. C'est dans la durée qu'il s'agit à présent de travailler. Cette troisième partie concerne les moyens d'assurer la pérennité de votre autocoaching. D'abord en gérant les obstacles de façon pragmatique, ensuite en projetant vos buts à moyen et plus long terme, puis en mettant l'accent sur l'importance que l'équilibre a sur vos performances. Le premier équilibre à rechercher est celui du corps : ce que l'on appelle l'hygiène de vie est indispensable à votre intelligence et à votre sens de l'adaptation.

CHAPITRE 7

BIEN GÉRER LES OBSTACLES

Il n'y a de défaites que celles que l'on a tout seul, devant sa glace, dans sa conscience.

Gustave Flaubert, lettre à Louise Collet le 22 avril 1853

Au programme

- Les obstacles intérieurs
- Les obstacles relationnels
- Les pires obstacles

Les obstacles intérieurs

Les défaites intérieures que Flaubert évoque avec un regard cynique, l'autocoaching vous aidera à les repérer et les surmonter. Beaucoup d'obstacles intérieurs sont des conditionnements à l'échec qui proviennent de modèles appris très précocement. Les signes extérieurs de réussite sont souvent pris pour de l'arrogance, de la vanité, de la chance illégitime. Cela décourage beaucoup de gens qui font alors un choix plus ou moins conscient : mieux vaut la frustration et la médiocrité que la réussite. Le besoin d'être « normal », « comme tout le monde », justifie cette option : on n'est autorisé à montrer son originalité que dans les limites prévues à cet effet.

Ce qui suit ne s'adresse donc qu'aux personnes fermement décidées à prendre les commandes de leur vie, à cesser de subir des contraintes inutiles au nom des conformismes les plus divers.

Le manque de confiance en soi

Présent dans la majorité des difficultés psychologiques, il est difficile à vaincre parce que l'on est en général plus conscient des manques que des ressources. On s'arrange pour éviter toute situation déstabilisante : malheureusement, le changement dérange, parce que changer, c'est rompre avec un équilibre connu, même insatisfaisant. Que faire ? « Rome ne s'est pas faite en un jour ! » affirme le dicton ; une personnalité forte et assumée non plus. Passer instantanément d'un profil de « loser » à un profil de « gagnant » est un stratagème de la pensée magique. Les grands changements vont souvent à petits pas, les expériences positives se renforcent les unes les autres, et bientôt, vous accomplissez des actions qu'auparavant vous jugiez inaccessibles.

Exercice 36

Franchir la « rivière »

Imaginez que vous êtes sur la berge d'une rivière et que vous voyez en face quelque chose que vous désirez depuis longtemps. Vous ressentez une grande envie de traverser, et en plus, c'est le bon moment pour le faire, mais comment ? Vous marchez un peu le long de la rivière et trouvez un passage à gué fait de grosses pierres. C'est ce qu'il vous faut, mais vous hésitez.

Il y a cinq grosses pierres. Elles représentent les étapes à franchir. En regardant de plus près, vous voyez que chaque pierre porte son nom gravé. Elles s'appellent : 1) croire que c'est possible, 2) faire le premier pas, 3) savoir se reposer, 4) voir plus loin, 5) relever un défi. Enfin, « savoir que c'est possible » est le message qui vous attend en face.

Vous n'êtes pas obligé de passer le gué aujourd'hui, vous pouvez seulement concentrer votre attention sur « croire que c'est possible » et penser à ce que vous aimeriez accomplir, puis imaginer une situation précise. Alors seulement, vous vous établirez fermement sur la première pierre du gué. Vous pourrez facilement intégrer cet exercice à une séance de relaxation telle que celle étudiée précédemment.

Alice

À 55 ans, Alice, secrétaire comptable, est mère de 4 enfants. Elle est au chômage depuis plusieurs mois. « J'ai découvert l'exercice du passage à gué. Moi, ma rivière, c'était celle du découragement, avec de nombreux "affluents", entre mes commentaires négatifs, ceux d'ex-collègues, ceux des recruteurs... "Croire que c'est possible", c'est ce qui doit être fait en premier. Moi, j'ai chassé tous ces dénigrements, je me suis concentrée sur ce que j'avais à gagner en retrouvant un emploi, j'ai pensé à mes compétences, mon expérience. Dès que je me suis sentie assez forte, je me suis établie sur "croire que c'est possible". J'ai eu des difficultés avec "savoir se reposer", cela ne faisait pas partie de ma "culture", j'ai toujours travaillé dur. Alors j'ai concentré mon attention sur "prendre soin de moi" à la place, et là, il y avait beaucoup à faire ! Il m'a fallu plusieurs essais avant de franchir cette rivière. Mais cela m'a bien aidée. Aujourd'hui, j'ai retrouvé un emploi, bien meilleur que celui que j'avais perdu. Je me sens sereine parce que j'ai repris le contrôle sur ma vie. »

Le décalage

Le décalage se manifeste par l'impression de ne pas être à sa place, de faire des choses sans éprouver le moindre intérêt, comme si la vraie vie était ailleurs. C'est là un obstacle insidieux mais souvent présent dans le « paysage émotionnel ». Comment en venir à bout ? Et après tout, n'est-ce pas aussi une bonne chose d'être un peu décalé ; cela ajoute peut-être à votre charme !

Certes, le décalage présente l'avantage de la distance, et comme vous le savez, la prise de distance est utile. Mais le décalage vous met à distance de façon si efficace qu'il vous expulse hors de l'action. Vous restez spectateur, sans pouvoir agir sur le spectacle. Vous regardez votre vie comme à la télé, et peut-être même vautré sur un canapé, à vous gaver de sucreries… Ce type de décalage est nuisible : il vous empêche d'abord d'être présent dans l'action, ensuite d'en être pleinement acteur.

Exercice 37

Se sentir concerné

Sur une feuille de papier, écrivez en haut, au milieu, un mot, ou faites un petit dessin.

Au tiers inférieur de la page, écrivez au milieu en gros caractères « MOI ».

Entre ces deux inscriptions, indiquez comment le mot ou le dessin d'en haut peut : 1) vous intéresser, 2) vous interpeller, 3) vous concerner, 4) vous causer du souci, 5) vous faire plaisir, 6) vous amener à vous impliquer.

> Le but est de vous faire prendre conscience que vous pouvez être concerné directement et indirectement par des sujets très divers, donc que vous devez pouvoir exprimer un avis sur tout sujet et dire à quel niveau il vous concerne.

Vincent

À 62 ans, Vincent termine sa carrière d'ingénieur. Il n'a pas de projet pour sa prochaine retraite car il ne se sent pas réellement concerné. « J'ai mis le mot «retraite» en haut, j'ai indiqué ensuite ce que cela évoquait pour moi, il me venait des mots comme paresse, oisiveté, loisirs, vieillesse, exclusion. Bref, que des choses négatives à mes yeux. Mais je ne voulais pas en rester là, la retraite, cela ne pouvait pas être seulement cela. J'ai mis aussi indépendance, liberté. En effet, c'est l'aspect positif : plus d'horaires contraignants, pouvoir partir en voyage. Je me prenais au jeu, j'ai indiqué ce qui me plaisait, ce qui me faisait peur, et surtout ce que je voulais faire. J'ai refait l'exercice avec d'autres mots, d'autres sujets, cela m'a beaucoup aidé quand j'ai eu besoin de prendre des décisions importantes. »

Être présent dans l'action devient une attitude spontanée quand on sait en quoi elle nous concerne directement et indirectement. Cela permet de mettre fin à des monologues intérieurs négatifs faits d'hésitations, de commentaires désagréables ; on peut ainsi savoir pourquoi on fait ce que l'on fait.

Les obstacles relationnels

Oseriez-vous affirmer que vous n'avez jamais justifié un renoncement par l'interdiction ou l'opposition d'un parent ou d'un proche ? En tant que parent, il est nécessaire de poser des limites, mais les pires obstacles sont ceux que l'on se pose à soi-même. Les raisons invoquées sont sensiblement les mêmes : on prend pour prétexte d'éviter de faire souffrir, de mettre en colère, de rendre jaloux un proche. Les vraies raisons restent non dites quand elles révèlent la peur de ne pas être aimé, de perdre l'estime, l'affection, l'amour de quelqu'un. D'autres raisons non dites visent à assurer une « tranquillité » en évitant toute confrontation avec autrui et surtout avec soi.

Véronique

40 ans, technicienne de laboratoire. « Je me suis toujours appliquée à répondre aux attentes de ma mère, j'étais "casée" avant 25 ans, j'avais un emploi, un mari et un premier enfant. J'ai pris conscience peu à peu que je ne vivais pas ma vie à moi, mais celle que je croyais devoir vivre pour faire plaisir à ma mère, éviter de déplaire à mon mari, ne pas avoir de problèmes au travail. J'étouffais, mon quatrième enfant venait de naître. Pendant mon congé, j'ai entrepris de changer le décor, j'ai bazardé toutes les vieilleries que ma mère m'avait données, elle a beaucoup râlé, mais j'ai tenu bon, puis j'ai entrepris une formation, j'ai réussi à progresser, avoir un meilleur poste. Finalement, ma vie de couple et de famille s'en est trouvée bien mieux. Ces obstacles n'étaient que de faux prétextes. »

Les relations doivent être équilibrées pour être satisfaisantes. Ainsi, dans un couple, les décisions réellement prises en commun sont vécues comme justes, celles que l'on adopte pour faire plaisir sont toujours plus ou moins vécues comme injustes. On observe dans les situations de rupture que les conflits ne portent pas seulement sur un « contenu » mais aussi sur le désir de faire plier l'autre, d'imposer son point de vue, bref, de ménager son orgueil personnel. Or, ces ressentis apparaissent surtout quand, au cours de la vie commune, l'un ou l'autre ou les deux se sont sentis contraints et ont cultivé cette contrainte jusqu'à accumuler de nombreux griefs.

Quelles contraintes accepter ?

Certains obstacles relationnels restent justifiés, et notamment ceux qui engagent notre responsabilité en tant que parent vis-à-vis de nos enfants, en tant qu'adulte de référence pour une personne en état de dépendance. Ces obstacles ne font donc pas partie de ceux visés ici ; il faut seulement demeurer vigilant, parce qu'une contrainte, même lourde, peut avoir d'importants bénéfices cachés, mais moins glorieux, qu'un prétendu « sacrifice » de soi.

Ceci étant, il ne faut pas non plus que la responsabilité devienne un prétexte pour éviter d'autres sollicitations, obligations et surtout projets. Les contraintes que l'on accepte renvoient nécessairement à des enjeux. Si vous faites l'effort de donner beaucoup de présence et d'attention à vos enfants, ce n'est pas seulement pour être un bon parent[4], mais pour avoir la satisfaction personnelle de l'être. Si vous vous impliquez dans un bénévolat, ce n'est pas seulement pour rendre service, mais renforcer votre estime de soi. Beaucoup d'actions qui impliquent des contraintes choisies ou acceptées sont en fait des moyens indirects de se faire plaisir. Peu de gens ont envie d'apparaître comme des êtres méchants, envieux, cupides, irresponsables. L'image valorisée exige au contraire que l'on se montre courageux, responsable, altruiste, généreux, même si cela implique quelques contraintes.

Exercice 38

Choisir ses contraintes

Sur une feuille, faites trois colonnes. Dans la première, mettez les personnes de votre entourage qui comptent vraiment pour vous ; dans la colonne du milieu, les contraintes acceptées relatives à chacune de ces personnes ; dans la colonne de droite, enfin, les contraintes que vous jugez injustes mais que vous acceptez quand même comme un moindre mal.

Avec un marqueur de couleur, surlignez les contraintes dont vous souhaitez vous débarrasser. Gardez ces informations sous la main, car elles vous seront indispensables pour l'exercice suivant.

4. Test « Le bon parent » in *Le Grand Livre des tests psy*, *op. cit.*

Cet exercice a pour but de poser clairement vos contraintes, de traquer les faux prétextes et de renforcer un rapport sincère à vous-même.

Les enjeux personnels et relationnels

Ils sont toujours présents : les actions « gratuites » ont elles aussi un enjeu qu'il est utile de connaître. Le but n'est pas de valoriser certains enjeux et d'en dénoncer d'autres, mais de les repérer, de les identifier, et de vérifier si les contraintes qu'ils exigent sont justifiées.

Mireille

À 44 ans, Mireille est chef d'une entreprise hôtelière. Elle s'est donné les moyens de ses ambitions et a « sacrifié » sa vie de famille. « Je suis motivée par le succès, la prospérité, toute petite déjà, je voulais toujours être la première, la meilleure... Je trouvais cela tout à fait justifié, jusqu'à ce que ma fille cadette me donne à réfléchir parce qu'elle modelait sa conduite sur la mienne, et sans doute en faisait-elle "encore plus". Cela m'a fait prendre conscience que j'avais jusqu'à présent fait passer ma carrière avant tout le reste. Les contraintes de ma vie professionnelle me semblaient très douces comparées à celles de la vie de famille ! Je suis passée à côté de quelque chose, mon compagnon en a souffert. Notre vie de couple a tenu bon, mais au prix de beaucoup de renoncements. Je réfléchis actuellement à un nouveau projet qui nous permettrait d'être plus souvent ensemble. »

Les enjeux relationnels et personnels sont étroitement liés ; ce que l'on fait pour cultiver sa relation à autrui renforce l'estime de soi, la qualité de son propre bien-être, et surtout l'image de soi que l'on veut donner aux autres. Les enjeux relationnels ou personnels s'influencent mutuellement. Mieux je me sens dans ma vie, plus l'image que je transmets aux autres joue en ma faveur, et mieux je suis dans mes relations, plus le retentissement sur ma vie est positif. Quel que soit l'enjeu, il justifie les contraintes : bien le connaître permet de se débarrasser de celles devenues inutiles ou psychologiquement trop coûteuses.

Exercice 39

Évaluez les enjeux de vos contraintes

Reprenez la liste des contraintes énumérées lors de l'exercice 38. Sur une autre feuille, faites deux colonnes. Dans celle de gauche, indiquez une contrainte, dans celle de droite, l'enjeu correspondant, en indiquant ce que la contrainte vous fait gagner ou vous évite de perdre.

Reportez-vous aux contraintes que vous aviez surlignées ; à présent que vous avez bien identifié leurs enjeux, confirmez ou non votre souhait de vous en délivrer, ou de différer cette délivrance.

Relisez votre liste et vérifiez si d'autres contraintes s'y trouvent que vous jugez inutiles ou inadaptées, en connaissant leurs enjeux.

Les faux obstacles relationnels figurent parmi les plus pernicieux. Ils travaillent dans l'ombre, s'accumulent et vous conduisent à un seuil insupportable de contraintes aux enjeux plus ou moins justifiés. Ils exercent une sorte de chantage affectif tout à fait injustifié. Jugez-en : pensez à quelqu'un que vous aimez, que vous appréciez, que vous estimez, et posez-vous la question de savoir s'il y a des aspects que vous aimez moins, voire que vous n'aimez pas du tout, chez cette personne. En étant parfaitement sincère, préférez-vous quelqu'un dont vous connaissez les défauts à quelqu'un de parfait qui n'en montre aucun ? Ce dernier n'éveillerait-il pas quelque soupçon ? Les gens « parfaits » ou qui apparaissent comme tels nous renvoient toujours plus ou moins à nos propres imperfections !

Les pires obstacles

On n'en est pas conscient, on ne veut pas voir : on les évite car on les croit trop puissants pour oser les affronter. De quels obstacles s'agit-il précisément ? Les habitudes et les idées reçues. Toutes deux conduisent à des attitudes de résignation, de passivité. « À quoi bon se “prendre la tête” ? » entend-on souvent ; la désinvolture ou l'égoïsme apparents masquent la crainte bien réelle d'une prise de risque psychologique.

Les habitudes

Les mauvaises habitudes, s'inscrivent en faux par rapport aux exigences vertueuses actuelles. D'abord, elles concernent le corps : il ne faut ni fumer ni boire d'alcool, encore moins consommer des drogues, bannir les médicaments, surtout ceux qui procurent trop de confort. Ne parlons pas des diktats alimentaires : « trop gras, trop salé, trop sucré » ! Ces directives de prudence ne sont pas injustifiées, mais elles sont porteuses d'inquiétudes parfois pernicieuses pour la santé. Le plaisir n'est pas un mal, bien au contraire, d'autant que ces mesures vertueuses n'empêchent ni de mourir ni même de tomber gravement malade ; une bonne hygiène de vie n'est pas un passeport pour l'invulnérabilité.

D'autres mauvaises habitudes existent et provoquent beaucoup de souffrance : ce sont toutes celles qui, sous prétexte de protéger, isolent les gens. Ne pas tenir compte d'autrui, ni même de ses « proches », ne pas prévenir quand on est en retard, décider à la place d'un autre, ne pas répondre à une demande, laisser attendre longtemps avant de donner sa réponse, ne pas partager des choses utiles à tous…

Les habitudes considérées comme « bonnes » n'ont pas que des avantages et doivent évoluer pour garder ce statut. Par exemple, il est certainement utile de vérifier le contenu du cartable de votre enfant pour s'assurer qu'il n'oublie rien, mais jusqu'à quand ? Imaginez que quelqu'un vérifie chaque jour le contenu de votre sac… Les bonnes habitudes sont celles qu'il est possible de réactualiser et d'adapter ; or, un obstacle important s'y oppose qui allie paresse et tradition et s'exprime quand vous dites : « J'ai toujours fait comme cela, pourquoi changer ? » ou encore : « J'ai toujours été ainsi, je ne vais pas changer aujourd'hui ». Vous avancez un prétexte afin de résister au changement. Qu'on l'approuve ou pas, tout vient à changer, le temps et l'usage modifient l'aspect des choses. Ce qui ne change pas, ce sont les désirs, les attentes, les besoins. On distingue trois critères pour décider si une habitude est bonne :

- L'utilité : l'habitude doit servir à quelque chose, permettre d'obtenir un résultat, dans le présent et dans le futur.

- Le plaisir : l'habitude doit être une source de satisfaction, de fierté, ou de tout autre ressenti positif et gratifiant.
- Inoffensive pour autrui : votre habitude ne doit jamais nuire à autrui.

Exercice 40

Évaluez vos habitudes

Exemple : vous avez l'habitude de faire du jogging tous les matins, est-ce que cette habitude vous est utile dans le présent et dans le futur ? Est-ce que vous y prenez du plaisir ? Est-ce que cela nuit à quelqu'un ? Si vous répondez « oui » aux deux premières questions et « non » à la troisième, c'est que votre habitude est bonne actuellement.

Sélectionnez quatre à six de vos habitudes et, pour chacune, posez-vous les questions :

- Cette habitude est-elle utile ?
- M'apporte-t-elle du plaisir ?
- Nuit-elle à quelqu'un ?

Remarque : pour la dernière question, vous devez vous inclure vous-même : l'habitude peut vous nuire. Vous pouvez très bien trouver utile de faire des excès, cela vous apporte du plaisir, mais à terme, cela peut vous nuire…

Les idées reçues

Vous en avez probablement rencontré quelques-unes en examinant vos habitudes. Les pires sont celles que l'on n'a même pas conscience d'utiliser et qui assignent à chacun une place et un rôle en fonction de son sexe, de son appartenance ethnique, idéologique ou religieuse. Les idées reçues et autres préjugés sont des certitudes non vérifiées, transmises parfois de façon très insidieuse par le milieu familial, social, éducatif. Les clivages entre « patrons » et « travailleurs », « riches » et « pauvres », s'appuient sur des idées reçues. Que chacun prenne des décisions en fonction de son bien propre n'a rien de choquant, mais la réalité impose vite ses contraintes.

On remarque généralement un profond décalage entre les positions affirmées et les comportements. Celui qui prêche la charité est souvent très généreux avec l'argent des autres mais ne met pas toujours lui-même la main à la poche. Celui qui défend des idées de fraternité et de solidarité n'est pas prêt à sacrifier une parcelle de son égoïsme. Ce décalage provient d'idées reçues : d'un côté, on trouve normal de prôner certaines vertus, de l'autre, on n'éprouve aucun désir de les mettre en pratique pour soi-même. Il en va de même pour beaucoup d'interdits, notamment ceux qui ont trait à l'illégitime. Chaque fois que l'on se dit « non, ce n'est pas pour moi », c'est qu'on se refuse l'accès à cette chose, et pire, qu'il serait illégitime d'arriver à l'obtenir, car on ne s'estime pas « fait » pour cela. Cet obstacle se rencontre fréquemment dans les parcours de coaching : les gens ressentent douloureusement le fait de « ne pas avoir droit » à quelque chose mais oublient seulement que ce sont eux-mêmes qui se l'interdisent.

Karima

À 28 ans, Karima travaille dans un salon de coiffure et ne rêve que d'une chose, ouvrir le sien ; si elle rêve encore un peu plus, elle voudrait le créer dans une station balnéaire ou un site touristique réputé. Sa sœur aînée l'encourage et se dit prête à participer au projet, alors, qu'est-ce qui la retient ? « Ma patronne m'a proposé de m'associer car elle voudrait travailler moins et envisage de céder son affaire. J'ai été d'abord très flattée, très fière, mais l'instant d'après, comme paniquée, je ne me sentais pas capable. Je sais que je maîtrise bien mon métier, mais devenir "patronne", "chef d'entreprise", c'était trop, je n'avais pas le droit ! » Karima précise : « J'ai compris ce qui me retenait : je suis issue d'une famille modeste et on ne s'est jamais vus du côté des patrons, mais toujours du côté des salariés. J'en ai parlé, j'ai osé en parler, cela a été très difficile. Finalement, j'ai entrepris une formation et j'ai accepté la proposition de ma patronne. Les affaires ont bien marché, et nous allons ouvrir un nouveau salon sur la Côte ! »

Comment faire pour venir à bout de ce genre d'idées reçues ? Comme toutes les croyances, elle remplace la réalité, elle peut même aller jusqu'à la masquer. Karima possède toutes les compétences nécessaires pour réaliser son ambition, mais, jusqu'à ce qu'elle ose en parler, elle s'interdit de les mettre en œuvre. Nous allons apprendre à débusquer ces idées reçues et à chercher une alternative. Karima, en fait, a peur de ne pas être à la hauteur : si elle a confiance en elle dans son métier, elle en manque totalement pour la gestion d'une TPE. Le moyen adapté est donc d'acquérir les compétences nécessaires. À l'issue d'une formation, elle a pu mener à bien son projet.

Ici, deux critères sont décisifs : d'une part le désir de réaliser son projet, d'autre part l'existence d'un moyen concret, accessible, à mettre en œuvre. Imaginez que vous passez devant une boutique de luxe. Dans la vitrine, il y a un manteau que vous trouvez magnifique ; vous brûlez d'envie de l'essayer, de l'acheter, mais cela dépasse de très loin vos possibilités. Vous pensez que vous n'avez pas le droit de vouloir un tel objet de luxe, et peut-être que, mentalement, vous vous dites des choses vraiment négatives… Si on fait le test de la balance en mettant sur un des plateaux votre désir et sur l'autre le poids de l'interdit, qu'est-ce qui l'emporte ? Quand l'interdit est trop lourd, vous vous efforcez d'oublier la tentation, mais quand le désir pèse davantage, vous passez à l'étape suivante : chercher le moyen adéquat de satisfaire votre désir. Il y a alors deux possibilités : soit le moyen existe et vous est accessible, soit il n'existe pas.

Par exemple, vous rêvez de devenir top-modèle, mais vous mesurez 1,55 m et pesez 55 kg. Quelle que soit la puissance de votre désir, elle se confronte à une réalité que l'on ne peut pas changer : il n'existe à ce jour pas de procédé capable de vous faire grandir de 25 cm…

Exercice 41

Testez vos interdits

Étape 1 : Pensez à quelque chose que vous désirez mais que vous estimez interdit : en y pensant, vous pourriez dire « Non, ce n'est pas pour moi, je ne suis pas fait pour cela ».

Étape 2 : Imaginez une balance avec deux plateaux. Placez d'un côté l'interdit, de l'autre le désir, et observez ce qui l'emporte.

Étape 3 : Si l'interdit pèse le plus, identifiez l'intention positive de cet interdit, il est probablement justifié (voir chapitre 4, exercice 17).
Étape 4 : Si le désir l'emporte, cherchez s'il existe un moyen accessible de le satisfaire.
Étape 5 : S'il n'y a pas de moyen accessible, revenez à l'étape 3 ; s'il y en a un, établissez sans attendre votre plan d'action.

Synthèse

Les obstacles intérieurs sont les plus difficiles à surmonter. La bonne stratégie consiste d'abord à les repérer, les connaître, les tester. En tant que coach avisé, vous avez aussi appris que renoncer à un objectif, c'est souvent ouvrir d'autres opportunités.

CHAPITRE 8

L'AUTOCOACHING PÉRENNE

Gardez toujours à l'esprit que votre propre décision de réussir est plus importante que n'importe quoi d'autre.

Abraham Lincoln cité par Doris Kearns Goodwin dans *L'homme qui rêva l'Amérique*, Paris, Michel Lafon, 2013

Programme

- Des plans à moyen et long terme
- Des temps de ressourcement
- Des rendez-vous d'évaluation

Des plans à moyen et long terme

L'autocoaching se base sur une vision du monde et votre pouvoir de diriger votre vie. Certes, nous sommes tous pourvus d'un programme contenu dans nos gènes, mais l'expression de ceux-ci dépend beaucoup de ce que nous faisons, des environnements dans lesquels nous vivons. Même si l'on ignore l'avenir, cela n'empêche pas d'anticiper : on sait parfaitement que les conduites à risque menacent ceux qui les adoptent et que la prudence peut être bénéfique. C'est pourquoi il reste possible de prendre des décisions en sachant qu'elles nous engagent sur le moyen et parfois le long terme.

Plan famille

Quentin

26 ans, jeune diplômé, Quentin a trouvé un emploi à la mesure de ses ambitions et envisage son avenir : « Avec mon amie qui travaille déjà, on attendait avec impatience que je décroche le diplôme et un premier emploi. On a vraiment commencé à réfléchir en disant "nous", parce que nous voulons une famille, c'est un projet partagé, un vrai projet de vie. Nous avons réfléchi ensemble aux difficultés que l'on peut prévoir, aux "plans B" à organiser. On sait aussi que fonder une famille nous engage dans la durée, mais on a confiance... »

Certaines décisions, comme celle d'avoir des enfants, ont des conséquences sur la vie entière. Dans les enquêtes sociologiques sur le bonheur, on constate que la famille est une cause majeure de soucis, mais qu'en même temps, elle apparaît comme un critère très valorisé. Cette contradiction tient en partie au regard porté sur les individus vivant seuls, ou ayant dépassé un certain seuil d'âge et restant auprès de leur parenté. Chaque communauté a ses codes, mais la famille et le mariage restent des valeurs séduisantes pour beaucoup. C'est pourquoi il est important d'y réfléchir dans le cadre de l'autocoaching. Les pistes de réflexion suivantes pourront vous guider dans l'élaboration de votre plan famille.

- **Quel est votre modèle pour la famille ?** Avez-vous eu dans votre enfance la famille que vous voudriez construire aujourd'hui ? Connaissez-vous des familles dont le modèle est une référence pour vous ? Ce premier temps est utile pour bien définir votre vision de la famille ; c'est en effet sur celui-ci que reposent toutes vos décisions. Comme vous avez appris à le faire, vous pouvez juxtaposer deux images, celle de la famille que vous voulez et celle que vous refusez. C'est une des meilleures recettes pour la constance.
- **Que pouvez-vous objectivement apporter à votre famille ?** Cette question vous amène à bien définir votre rôle. Cette vision de votre rôle renvoie à des attentes fortes, des motivations.

Généralement, on cherche à apporter ce dont on a manqué, en oubliant qu'en une génération, les attentes évoluent. Les enfants ont toujours besoin d'être aimés, protégés, stimulés vers leur autonomie, mais les moyens que vous utilisez doivent s'adapter.

- **Quelle part de votre vie la famille occupe-t-elle ?** Avez-vous une vie personnelle à côté, ou bien est-elle votre unique horizon ? Cette interrogation vous conduit à évaluer la part accordée à la famille dans votre vie. Plus elle est importante, plus vos décisions sont orientées ; cela peut même aller jusqu'à vous interdire des décisions qui ne seraient pas directement soumises à des impératifs familiaux.

Exercice 42

Plan famille

En tenant compte de votre modèle pour la famille, faites trois colonnes sur une feuille. Nommez-les : *Finances, Temps, Relation* ; puis indiquez dans chaque colonne trois décisions qui vous engagent à moyen ou plus long terme.

Pour chaque décision, définissez une action à entreprendre immédiatement, et une à exécuter régulièrement.

Éliminez les décisions pour lesquelles vous ne pouvez agir ni maintenant ni régulièrement ; éventuellement, prévoyez de les reporter, et donnez-vous un délai.

Les décisions qui restent sont compatibles avec votre modèle pour la famille.

Aline

Aline, 37 ans, est enseignante, mère de deux enfants de 5 et 7 ans. Elle décide d'épargner régulièrement en leur faveur, de passer plus de temps avec eux à des activités de découvertes. Sur le plan des relations, elle décide d'organiser plus souvent des repas de famille réunissant ses proches et ceux de son compagnon. « En effet, je rêvais de grandes réunions familiales et festives, mais quand je suis passée à la phase d'exécution, j'ai renoncé ! Nous avons une vie relationnelle et sociale intense et agréable, j'ai pris conscience que je voulais me sentir libre, et la famille, aussi bonne soit-elle, on ne la choisit pas... Quant aux deux autres décisions, j'ai pu commencer immédiatement à les mettre en œuvre. »

Plan métier

Autrefois, on pouvait imaginer exercer toute sa vie le même métier. Ce n'est plus le cas aujourd'hui, le monde du travail évolue et les compétences acquises doivent toujours être actualisées. Certaines bases restent identiques, mais il est possible de créer des passerelles. Nous allons examiner deux pistes de questionnement à propos de l'évolution de votre métier :

- **Rester dans la même activité** et développer son savoir-faire et ses compétences. Une telle évolution est obligatoire dans beaucoup de professions, le secteur de la santé, par exemple. Les métiers qui utilisent des technologies exigent de se former régulièrement. Il y a aussi les activités autour de votre métier : beaucoup d'artisans ont ainsi dû apprendre à utiliser les outils informatiques. Un dirigeant de TPE ne peut plus aujourd'hui faire prospérer son entreprise en se limitant à faire son métier, il lui faut aussi communiquer, vendre, gérer, comprendre les tableaux de bord, intégrer les indicateurs de performance. Donc, une certaine polyvalence s'impose, et elle peut donner l'occasion de découvrir des activités intéressantes, capables d'inspirer des plans d'évolution de carrière différents.
- **Imaginer exercer un autre métier,** ou exercer son métier dans des conditions très différentes, n'est jamais une possibilité à exclure, mais cela demande une réflexion approfondie avant toute décision. Ainsi, certains choisissent de quitter un poste de fonctionnaire pour utiliser leurs compétences dans le privé, ou l'inverse. On observe aussi des regroupements de compétences, des associations : on continue son métier mais en collaborant avec des associés, ce qui change beaucoup la vie professionnelle. L'évolution d'une carrière peut être encore plus radicale si l'on en vient à changer de métier. C'est ce qui arrive quand on perd son emploi et qu'il faut se reconvertir. On comprend que cette situation n'est pas désirée, mais surtout subie.

Exercice 43

Plan métier

Donnez deux réponses à chacunes des questions suivantes :

- Que comptez-vous faire pour maintenir votre niveau de compétence ?
- Que comptez-vous faire pour évoluer dans votre carrière ?
- Si vous deviez changer de métier, quelle orientation choisiriez-vous ?

Notez quelles actions sont à entreprendre immédiatement pour satisfaire ces objectifs, lesquelles doivent être répétées régulièrement.

Comme pour l'exercice précédent, éliminez les objectifs que vous ne pouvez pas mettre en œuvre immédiatement et les actions pour lesquelles vous n'assumerez pas la régularité nécessaire.

Karine

À 28 ans, Karine travaille actuellement en tant que collaboratrice dans un cabinet d'expertise comptable. Voici ses réponses : « Dans mon métier, il faut se tenir informé en permanence et se former, par exemple à l'utilisation de logiciels nouveaux. Je souhaite m'associer pour fonder ma propre entreprise. Si je devais changer de métier, là, je ne sais pas, je me réorienterais probablement vers le droit des affaires. Après avoir réfléchi à ces questions, je me suis inscrite à deux formations, l'une technique pour mon métier, l'autre beaucoup plus générale sur la gestion des petites entreprises, qui ne se limite pas à des bilans comptables ! »

Des temps de ressourcement

Le sommeil occupe environ un tiers de la vie humaine : à 60 ans, on a déjà passé 20 ans à dormir. Personne ne remet en question les bienfaits du sommeil, en être privé est source de souffrance. De la même façon, pour donner les meilleures chances à vos projets, il est bon de prévoir des temps de ressourcement. Qu'est-ce que cela demande ? Principalement la possibilité de se mettre à distance : de même que, pour trouver le sommeil, il est nécessaire d'être détendu, pour se ressourcer avec efficacité, il faut apprendre à lâcher prise. La première chose à faire, c'est de dégager du temps libre, et, aussi étrange que cela puisse paraître, il y en a beaucoup.

Le temps libre

Le « ressourcement » désigne un nouvel apport d'énergie puisé à une source comme le repos, ou certaines activités destinées à renforcer la motivation, l'inspiration, la détermination. Qu'appelle-t-on « temps libre » ? Si on restreint sa définition à ces occasions spéciales où l'on décide complètement de la manière de s'occuper, il existe très peu de temps libre. Entre celui passé au travail, à la maison, dans les transports, et celui dédié à des tâches incontournables, le temps personnel est très restreint. Mais on peut voir les choses autrement en portant attention à ce que l'on voudrait faire, ou ce qui serait bénéfique pour se ressourcer. Trois pistes de réflexion méritent d'être examinées afin de bien organiser vos temps de ressourcement :

- **Bien définir son besoin :** est-ce que le repos, le sommeil, peuvent suffire ? Pour cela, vous devez rester attentif aux signaux de votre corps, par exemple tenir compte de la fatigue. En croyant « dominer » votre fatigue, vous ne faites que l'augmenter, et tôt ou tard vous devrez en subir des conséquences. L'autocoaching est là aussi pour vous aider à vous arrêter, à prendre du repos.
- **Le ressourcement doit-il répondre à une question ?** Ainsi, si certains problèmes exigent d'être traités mais qu'aucune solution satisfaisante n'a été trouvée, la pression monte et, faute de créer un temps de ressourcement, toute perspective de solution s'éloigne.
- **Le ressourcement doit-il amener à repenser une stratégie ?** Avez-vous entendu parler de « retraite stratégique » ? C'est une action qui consiste à s'isoler quelques jours (généralement, cela concerne une équipe) et à redéfinir des objectifs et les moyens de les atteindre.

En fonction de ces impératifs, vous comprenez que les moyens du ressourcement seront très différents. Si vous avez seulement besoin de repos, sommeil, relaxation, et méditation seront les bonnes mesures à prendre ; d'ailleurs, il est possible de faire de très courtes siestes réparatrices. C'est ainsi que les navigateurs solitaires parviennent à rester vigilants et en forme sur de longues périodes.

Si vous avez besoin de réponses, votre ressourcement doit vous permettre de chercher. Cela commence par vous autoriser mentalement à cette recherche, c'est-à-dire à abandonner toute vanité. Chacun se trouve un jour confronté à des questions difficiles. La bonne attitude de ressourcement, c'est de le reconnaître et de se donner du temps pour réfléchir et s'informer. Face à un problème, l'une des premières attitudes est d'explorer les solutions mises en pratique par d'autres. Cela permet de gagner beaucoup de temps et d'efficacité.

Si vous avez besoin d'une véritable retraite stratégique, le temps de ressourcement devra créer une rupture avec le quotidien, nécessaire à une redéfinition des buts, des enjeux, des moyens. Partir quelques jours, prendre des vacances n'est une bonne solution que si on laisse le quotidien à sa place habituelle. Une opportunité de découverte ou de redécouverte de soi reste une des meilleures options.

Les meilleurs moyens dépendent de votre définition du besoin de ressourcement, de vos préférences et de votre style de vie.

La formation

Elle ne doit pas être prise à la légère. Mieux vaut commencer par admettre que l'apprentissage fait partie de la vie. C'est l'un des messages les plus forts de l'autocoaching : atteindre un but est important, mais ce qui compte vraiment, c'est de rester sur la voie. Si vous considérez avec du recul certains buts atteints, vous trouvez aujourd'hui que c'était facile, mais au moment où vous étiez dans l'action, cela a exigé des efforts, des choix difficiles. La formation ouvre des perspectives au plan personnel et professionnel, elle est une condition essentielle pour rester acteur de sa vie, c'est pourquoi l'autocoaching en fait une étape incontournable.

Bénédicte

Ce n'est qu'à 35 ans que Bénédicte obtient un diplôme universitaire, qui donne un nouvel élan à sa carrière : « J'ai quitté le collège à 16 ans, après le brevet. J'ai occupé ensuite divers postes, surtout d'opératrice de saisie. J'étais au début très contente, je n'étais plus une charge pour ma famille, mais au bout de quelques temps, je me suis ennuyée. Pendant plusieurs années, j'ai fait diverses activités, beaucoup de sport, du secourisme, mais cela ne suffisait pas, j'étais frustrée, malheureuse, je me suis retrouvée seule parce que, j'en suis consciente, j'étais «invivable». C'est là que j'ai eu l'idée de reprendre des études ; dix ans étaient passés depuis ma sortie du circuit scolaire. J'ai donc recommencé, et cela m'a demandé beaucoup d'efforts. Il a fallu préparer l'équivalent du baccalauréat avant de pouvoir m'inscrire à l'université. Cela m'a pris beaucoup plus de temps, en raison de mon travail que je devais continuer faute de pouvoir financer mes études. Mais j'occupe aujourd'hui un poste à la mesure de mes compétences, j'ai repris goût à la vie. »

Pour que la formation soit positive et satisfaisante, elle doit avoir un but précis. Il faut donc commencer par s'interroger pour savoir si les buts recherchés nécessitent une formation, et si oui, laquelle. Bénédicte a quitté trop tôt le circuit scolaire pour éviter d'être « une charge » pour sa famille. Au moment de ce choix, elle n'avait pas de projet professionnel, notamment parce qu'elle estimait que sa formation ne l'y autorisait pas. Il y a en effet toujours des croyances relatives aux choix professionnels. Il existe de très nombreuses sources d'information et de ressources pour entreprendre une formation, mais le premier problème consiste à se défaire des fausses croyances et des freins psychologiques.

Exercice 44

Débusquez les croyances attachées à la formation et l'apprentissage

Lisez attentivement chaque affirmation et notez celles avec lesquelles vous êtes d'accord.

- La formation c'est une perte de temps.
- La formation coûte très cher.
- Tout le monde n'a pas droit à une formation.

- Il y a beaucoup de formations inutiles.
- Une formation ne garantit pas un meilleur emploi.
- La formation demande de gros efforts personnels.
- Il faut beaucoup de volonté pour entreprendre une formation.
- À partir d'un certain âge, on n'apprend plus rien.
- La formation, c'est une contrainte.

Trouvez ensuite un contre-exemple à chaque affirmation retenue.

Exemple : La formation, c'est une perte de temps.

Contre-exemple : Bien maîtriser une technique ou une connaissance, c'est un gain de temps et d'efficacité.

Des rendez-vous d'évaluation

Vous êtes votre propre coach, et à ce titre, vous devez évaluer régulièrement vos résultats. Imaginez un instant qu'après avoir atteint un but, vous allez vous arrêter, mettre fin à votre autocoaching ? Peut-être ferez-vous une pause pour découvrir de nouvelles perspectives, avant d'aller vers d'autres buts.

Alberta

42 ans, professeure de musique. « J'ai entrepris d'acquérir de solides connaissances en histoire quand j'ai pris conscience de mes lacunes face aux questions de certains élèves. J'avais toujours plus ou moins réussi à échapper à ces apprentissages, mais je faisais le constat d'un manque. J'ai donc entrepris un parcours autodidactique. Je me suis donné deux ans ! J'ai commencé par l'histoire de la musique, des biographies de musiciens, leur époque, l'histoire des pays où ils vivaient. Cela m'a demandé beaucoup d'efforts au début, mais je ne le regrette pas, je me sens bien plus sûre de moi. Mon objectif a été atteint en moins de deux ans, j'ai surtout franchi un cap psychologique. Je me sens capable de progresser, d'aller vers plus de précisions, je m'intéresse maintenant à des lieux, des époques, des personnages... »

L'autocoaching porte un regard critique sur vos performances et réfléchit sur les moyens de maintenir leur efficacité, de les développer ou d'en acquérir d'autres. Pour auto-évaluer correctement vos résultats, vous avez besoin de les comparer sur des périodes de temps. Dans notre exemple, Alberta se donne un premier objectif à réaliser dans les deux ans. Pour bien évaluer vos résultats, redéfinir de nouveaux buts, il vous faut garder une trace régulièrement. Certaines personnes tiennent un journal, d'autres créent un blog…

Le carnet de coaching

Ce carnet n'est pas nécessairement un objet réel, ce peut être un fichier numérique. Il doit juste comporter un certain nombre d'informations importantes :

- **Les délais et les buts** doivent y figurer très explicitement. Quand vous avez appris à bien spécifier vos buts, notamment avec le modèle SMART, vous avez remarqué que le temps était une donnée essentielle. Certains buts demandent du temps, et il vous faut prendre conscience de votre représentation particulière du temps : êtes-vous capable de faire un plan sur une année, un semestre ? Une période plus longue, plus courte ? Il est difficile, voire impossible d'atteindre un but qui n'est pas fixé dans le temps. Cependant, certains buts, qui sont des voies, ont un commencement mais pas de fin, puisqu'ils sont appelés à s'intégrer à votre style de vie. C'est par exemple le cas de l'hygiène de vie, que nous étudierons au prochain chapitre.
- **Les étapes** sont des buts intermédiaires, il vous appartient de les préciser et de les placer sur une ligne de temps en tenant compte de vos possibilités.
- **La liste de tâches** représente les subdivisions des étapes et des objectifs ; elle peut être hebdomadaire, mensuelle… Certaines tâches ne devront être exécutées qu'une ou deux fois par an (bilan de santé, échanges formels avec les enseignants de vos enfants…)
- **Les indicateurs spécifiques** à chaque objectif sont indispensables pour fonder votre évaluation sur des données tangibles. Imaginons que vous ayez décidé une bonne fois pour toutes de surmonter votre difficulté à prendre la parole en public. Vous

devez commencer par des tâches accessibles, comme vous exprimer devant un groupe réduit, dans des contextes avec peu d'enjeu… Les indicateurs doivent être clairs, faciles à vérifier, et adaptés à votre personnalité.

Le carnet de coaching doit donc comporter des espaces d'évaluation où vous pourrez pointer vos indicateurs. Si vous utilisez un format de type agenda, vous pouvez préparer votre plan en ménageant des temps spécialement dévolus à l'évaluation. Quelle que soit la présentation de ce document, il faut insister sur son caractère strictement privé ; les défis que vous vous lancez et l'évaluation des résultats n'appartiennent qu'à vous.

Redéfinir vos objectifs

Au cours de vos rendez-vous d'évaluation, vous serez peut-être amené à modifier, déplacer, reporter vos objectifs, et peut-être même à les abandonner. La première question est celle du délai : combien de temps accepterez-vous de faire des efforts sans « palper » de résultat ?

Frédéric

Frédéric, 54 ans, est cadre supérieur. Très attentif à sa performance, il raconte comment il a réévalué son projet de vie : « Jusqu'à l'année dernière, je voulais me faire croire que j'étais toujours capable de briller dans des sports extrêmes. Je faisais du parapente, du surf, je faisais aussi beaucoup d'excès de tout. Je me sentais fatigué, non seulement dans mon corps, mais aussi moralement, comme si je n'étais plus moi-même. J'ai décidé de remettre la pendule à zéro, comme on dit familièrement. Je me suis fait aider au début, puis j'ai continué seul, en autocoaching. Je suis devenu végétarien et je pratique régulièrement la méditation ; au niveau du sport, je n'ai conservé que le jogging. Je passe plus de temps avec ma famille. J'accepte aussi d'abandonner un objectif quand je m'aperçois qu'il ne me convient pas. Je réévalue régulièrement. »

Comment redéfinir un objectif ? Vous vous êtes efforcé de bien le préciser, de l'atteindre en suivant le plan – en vain : il y a toujours quelque chose qui ne va pas. Ces éléments et leur répétition indiquent la nécessité d'une révision.

- Une accumulation d'incidents repoussent la priorité de l'objectif : vous avez décidé de vous remettre au jogging, mais soit il pleut, soit vous êtes en retard, soit vous avez mal aux pieds, soit un proche demande votre attention… En bref, tout se ligue contre vous pour vous empêcher de mettre votre résolution en pratique. Cet objectif est-il compatible avec votre moi authentique ? C'est le moment de vous poser la question et d'y répondre avec sincérité.
- Après quelques essais, la motivation s'amenuise, peut-être même disparaît. Dans l'exemple précédent, Frédéric raconte qu'il est devenu végétarien ; il a acquis la certitude que c'était bon pour lui parce qu'après avoir fait un stage de cuisine végétarienne, il a continué d'appliquer les recettes, d'en chercher de nouvelles, et bientôt il s'est senti totalement en accord avec ce choix. En revanche, un de ses collègues présent au même stage avoue qu'il a mis en pratique pendant moins d'une semaine avant de laisser tomber. La baisse de la motivation est un signe à ne pas négliger ; même les choses qui demandent de gros efforts semblent faciles et naturelles quand elles prennent appui sur la motivation. Ce signe d'alerte conduit à poser la question de savoir si l'objectif vous apporte les satisfactions attendues.

Quand vous n'obtenez pas les résultats escomptés, quand les incidents de parcours s'accumulent jusqu'à vous empêcher d'avancer vers le but, c'est qu'il faut le redéfinir. Fort de ce constat, vous avez deux options :

- **Changer carrément de but, laisser tomber.** Il ne s'agit pas de se décourager face au moindre incident, mais d'observer ce que vous ressentez quand vous vous autorisez une dérogation dans la discipline librement consentie que vous cherchez à vous imposer. C'est le cas de la reprise du sport, des régimes, de certaines formations…
- **Redéfinir les modalités.** Le but peut être parfaitement adapté à vos désirs, et les moyens inadaptés : vous vous mettez trop

de pression, et au lieu d'être un parcours d'épanouissement, la recherche du but génère de l'inquiétude ou tout autre ressenti négatif. Il s'agit alors de trouver des alternatives ou de revoir les délais.

Synthèse

L'autocoaching ne fonctionne bien que si vous y trouvez de réels avantages : faire le point régulièrement sur vos buts, les évaluer, voire les redéfinir ou les changer. Vous avez appris à installer votre autocoaching dans la durée, en organisant des plans d'action, des temps de réflexion, et des processus d'évaluation.

CHAPITRE 9

ÉQUILIBRE ET PERFORMANCE

Nous habitons notre corps bien avant de le penser.

Albert Camus, *Le Mythe de Sisyphe*,
Paris, Gallimard, coll. « Folio Essais », 1985

Au programme

- **Prendre conscience de son corps et se sentir bien**
- **Accepter ses limites**
- **Cultiver le plaisir**

Se sentir bien dans son corps

Votre parcours d'autocoaching vous rend plus attentif à vous-même, et notamment à votre condition physique. Ce chapitre ne va pas vous vanter les bienfaits de telle ou telle méthode, car il vous appartient de trouver celle qui vous convient et répond à vos attentes.

L'énergie

Pour réussir votre autocoaching, vous devez avoir des buts et les moyens de les atteindre. Au premier rang de ces moyens figure l'énergie, pas seulement mentale, mais physique. Se réveiller en forme le matin et récupérer rapidement après un effort sont des éléments fondamentaux pour l'optimisme et la confiance en soi. Beaucoup de gens se donnent des buts, mais très peu les atteignent ; ce qui fait la différence dès le départ, c'est le ressenti qui permet de disposer de toute l'énergie nécessaire, et cela commence par une bonne condition physique.

Ceci posé, ce n'est pas une question de « santé » : de nombreux exemples montrent que des gens souffrant de handicaps ont malgré tout accompli un parcours d'excellence. L'astrophysicien Stephen Hawkins, professeur de mathématiques à Cambridge, qui, bien que souffrant d'un très lourd handicap, est parvenu à mener à bien de nombreux travaux scientifiques, son livre *Une brève histoire du temps*[5] est devenu un best-seller international.

D'où vient votre énergie ? Dès les premières pages de ce livre, nous avons insisté sur la motivation, la volonté, le désir ; ces éléments sont indispensables, mais tout commence avec le corps. La fatigue, la lassitude, la démotivation, la tristesse sont des signaux que le corps émet pour nous rappeler nos devoirs envers lui ! Il s'agit de respecter ses demandes et ses besoins, qui restent minimes en regard de sa loyauté. Le respect de soi commence par l'attention portée à son corps. Quand on mange n'importe quoi à n'importe quelle heure, que l'on manque de sommeil et que l'on ne bouge pas, un jour ou l'autre, l'organisme proteste puis se révolte.

À force de séparer l'âme et le corps, on finit par vivre celui-ci comme un mal nécessaire. On a un rapport de force envers lui, ce qui conduit au manque de respect de soi. Ne pas s'écouter, ne pas se plaindre, dénier ses douleurs, se traiter par le mépris, vouloir à tout prix ressembler à un modèle : ces attitudes illustrent la maltraitance de soi, confondue trop souvent avec la « maîtrise de soi »… L'hygiène de vie est le contraire de la maltraitance de soi : c'est avoir du plaisir à bouger, à manger, à se reposer, à vivre intensément des sentiments comme la tendresse, l'amour. « *Mens sana in corpore sano* », disaient les Romains de l'Antiquité. L'équilibre

5. Stephen Hawking, *Une brève histoire du temps*, J'ai lu, 2007.

n'exige ni longue série de privations ni discipline rigide ; frustration et lourdes contraintes ont plutôt tendance à éteindre l'énergie. L'équilibre à rechercher, c'est celui où se déploie votre vitalité. Alimentation, sommeil, sexualité, sport représentent les éléments qui ont le plus d'impact sur votre santé, et par conséquent sur votre moral.

Une bonne alimentation

À notre époque, la minceur est valorisée, ce qui entraîne un fort engouement pour les régimes alimentaires destinés à faire perdre du poids ou à éviter d'en reprendre. Le problème de la plupart des régimes, c'est qu'ils sont basés sur la privation, et qu'à moins d'y être forcé par un motif majeur, peu de gens sont prêts à s'engager pour la vie entière à sacrifier leur bien-être ou leur confort. En effet, s'alimenter seulement pour se nourrir ne tient pas compte de ce que l'acte représente, et encore moins des sensations procurées. Avant de commencer à modifier votre alimentation, vous devez savoir que vous ne pourrez le faire à moyen et long terme que si cela vous apporte des bénéfices tangibles en termes de sensations, de santé, d'apparence. Explorez quelques questions avant de modifier vos habitudes alimentaires :

- **Pourquoi désirez-vous ce changement ?** Les meilleures motivations sont celles relatives à la santé ; des restrictions alimentaires imposées par votre médecin ont plus de chances d'être observées que celles d'un magazine de mode. Il est illusoire de vouloir mincir pour plaire à quelqu'un, excepté à vous-même. Autrement dit, les motivations capables de traverser le temps sont celles qui vous concernent directement et personnellement.
- **Pour combien de temps voulez-vous changer vos habitudes alimentaires ?** Perdre quelques kilos pour avoir une plus jolie silhouette à l'approche de l'été motive beaucoup de gens, les médias populaires l'ont parfaitement compris. Si tel est votre objectif, il n'entre pas dans la logique de l'hygiène de vie qui,

pour sa part, se déploie dans le temps. Il est très important de bien faire la distinction de la durée dans votre motivation.

- **Manger vous procure-t-il du plaisir ?** Les personnes qui n'éprouvent aucun plaisir à manger n'auront aucun mal à changer leurs habitudes. Pour les autres, il s'agit d'apprendre à distinguer la faim de l'envie de manger. Apaiser sa faim procure la satiété, alors qu'apaiser son envie de manger entretient une frustration puis une culpabilité, car les bonnes résolutions n'ont pas résisté.
- **Pouvez-vous imaginer une réunion amicale, festive, sans repas ?** Le repas est associé à la convivialité, et de nombreuses représentations culturelles influencent sa composition et son abondance. En outre, la cuisine est devenue un loisir très tendance, ce qui n'incite pas à la frugalité ! Pour vous, à quoi correspondent précisément des expressions comme « j'ai bien mangé », « j'ai mal mangé » ou encore « je n'ai rien mangé » ?

Ce survol vous permet de prendre conscience des enjeux et de mesurer votre motivation. Toute décision visant à changer les habitudes sur le plan de l'hygiène de vie doit pouvoir cadrer parfaitement avec vos valeurs les plus solides, et ne jamais faire pencher la balance durablement du côté de la souffrance, de la frustration, de la privation.

Amandine

47 ans, kinésithérapeute. « Je me plaignais de différentes gênes, je ne me sentais pas en forme. Dans le cadre de ma formation continue, je participe à un stage diététique. L'animatrice, entre autres problèmes, parle de l'intolérance au gluten. Sans qu'elle soit pleinement avérée, elle affirme qu'elle peut être la cause de nombreux petits soucis de santé... Je décide d'essayer et je commence par des privations : plus de pain traditionnel, plus de pâtes, c'est frustrant, mais très rapidement, je me sens mieux, moins fatiguée, plus légère, je n'en revenais pas. Depuis, j'ai amélioré mon régime, je n'éprouve plus aucune frustration, le bien-être corporel que je ressens leur enlève toute importance. Autrement dit, je ne suis pas près de craquer pour une baguette ou un croissant ! »

Une bonne alimentation doit être établie en fonction de plusieurs critères : activité physique, âge, mode de vie. Beaucoup de gens se plaignent qu'en prenant de l'âge, ils grossissent, en oubliant que les besoins de leur corps et leur style de vie ont changé. Si, à 50 ans, vous faites les mêmes repas qu'à 20 ans, votre corps protestera à sa manière : excès de poids, déséquilibre biologique, fatigue.

Le poids idéal n'est pas celui que l'on imagine ni celui que l'on calcule, mais celui auquel on se sent vraiment bien. Dans beaucoup de stratégies d'hygiène de vie, on vous demande de commencer par cesser de vous peser. Ce n'est pas pour vous priver d'une information, mais pour vous reconnecter à vos sensations, et vivre pleinement votre corps. Se sentir lourd ou léger n'est pas en relation directe avec le poids. Certains régimes ne peuvent pas être observés sur de longues périodes, car ils sont trop carencés et ne correspondent pas à une hygiène de vie. Nous préconisons de ne jamais s'éloigner du bien-être par des pratiques brutales comme le jeûne, les excès, ou la consommation de drogues. Les publicités qui vantent certains aliments, et surtout les plus riches et appétissants, s'accompagnent de mises en garde. Il suffit de les lire une fois pour comprendre qu'ils sont extrêmement anxiogènes : ils laissent le consommateur dans l'incapacité de savoir si ce qu'il mange est trop gras, salé ou sucré, étant donné qu'ils ne donnent aucun critère pour vérifier. Que le consommateur développe une sorte de cécité à ce genre de message n'a donc rien d'étonnant, il les voit quand cela l'arrange ! Certains imaginent qu'en mangeant plus de fruits et de légumes, ils s'achètent une bonne conduite qui justifie la « récompense » d'une glace, d'un hamburger ou d'une barre chocolatée[6] ! Des produits frais de bonne qualité, des pratiques culinaires intelligentes, de la régularité suffisent à concilier le plaisir et la vertu diététique.

6. Selon une enquête menée par des professeurs de marketing de l'école de Management de Grenoble et citée par le magazine *Challenge* du 23 juillet 2012, les messages sanitaires obligatoires dans les publicités alimentaires contribueraient au développement de l'obésité.

Accepter ses limites

Une bonne hygiène de vie a pour but le bien-être : se sentir bien dans son corps, disposer d'énergie, retrouver la vitalité. Les gens qui se libèrent du tabac témoignent des bienfaits de cette décision pas toujours facile à mettre en œuvre. Retrouver les sensations de goût, le souffle, la beauté de la peau, sont des récompenses qui suivent sans tarder l'arrêt de la cigarette. Les gens qui reprennent une activité sportive témoignent d'un bien-être retrouvé, de sensations, d'émotions positives. Mais il arrive que l'on croise d'autres témoignages fondés sur la peur et l'ignorance ; les comportements que cela entraîne ne vont pas dans le sens du bonheur. Pourtant, ces attitudes ne manquent pas, jugez-en.

Nicolas

Nicolas, 46 ans, est enseignant. En surpoids depuis quelques années, il fait pourtant ce qu'il faut pour lutter contre cela. « Trois fois par semaine, je fais du vélo, une vingtaine de kilomètres, et je ne crains pas les côtes. Les jours où je ne fais pas de vélo, je cours, mais moins, parce qu'à cause de mon poids, cela fatigue mes genoux. Mais il n'y a rien à faire, je ne maigris pas. » Cependant, ce dont Nicolas ne parle pas, ce sont les récompenses qu'il s'attribue après avoir fait de tels efforts. Il finit par reconnaître : « Bah, c'est normal, l'exercice, ça donne faim, il faut bien compenser. » Et de se servir une énorme part de pizza...

Quand on reste comme Nicolas dans une telle logique de punition et de récompense, il est impossible d'installer la régularité indispensable à une bonne hygiène de vie. Une telle attitude obéit à d'autres impératifs que le bien-être. Nicolas veut se déculpabiliser de manger trop, donc il multiplie les efforts physiques afin d'obtenir une autorisation de se gaver. En outre, il ne veut encourir aucun reproche quant à sa conduite, donc il fait « tout ce qu'il faut ». Les apparences sont sauves, et il endosse le costume de victime vertueuse…

Les limites de performance

Ce sont les plus faciles à chiffrer : on peut mesurer combien de temps vous mettez à courir ou nager un kilomètre, la fréquence cardiaque maximale (FCM) à ne pas dépasser, le temps de récupération. Ces indicateurs sont utiles parce qu'ils permettent à la fois de se situer et de se donner des objectifs atteignables et réalistes. Le but ici n'est pas de s'imposer des programmes types, mieux vaut pour cela faire appel à un spécialiste du sport et de la santé. Il s'agit plutôt de souligner les difficultés à accepter ses limites, et offrir quelques pistes pour y arriver. Il n'est pas rare de voir mis en exergue des exploits sportifs accomplis par des personnes dont on aurait pu supposer avec raison qu'ils leur étaient interdits. On s'extasie des performances d'un athlète qui parvient à rester au meilleur niveau après l'âge de 25 ans. Le culte de l'extrême est omniprésent et formate l'idée que l'on a d'une performance.

Chacun possède un « capital santé », l'espérance de vie s'accroît, l'on peut espérer rester en forme longtemps, être âgé sans être nécessairement malade ou atteint de handicaps majeurs. Mais beaucoup de gens qui ont pratiqué le sport à haut niveau connaissent des troubles musculo-squelettiques (TMS) graves et précoces. Il y a de fortes inégalités individuelles face à ces problèmes, mais on sait aussi que certains gestes, certaines postures au travail, quand elles ne respectent pas les règles ergonomiques, entraînent à terme des douleurs, principalement articulaires.

Sandra

34 ans, ancienne éducatrice sportive aujourd'hui en cours de reconversion professionnelle. « Il y a un an maintenant, pendant un cours que j'animais, je suis tombée littéralement bloquée, je ne pouvais plus bouger du tout tellement je souffrais. J'avais négligé un problème de dos, je prenais des antidouleurs pour pouvoir aller travailler à la salle parce que j'étais obligée de "bouger" comme les gens participant au cours, mais la différence, c'est que moi je "bougeais" ainsi plusieurs heures chaque jour. Il a fallu appeler les pompiers, civière, gyrophare et tout ! Le verdict du médecin a été sans appel : je ne pouvais plus continuer à travailler de cette façon. Aujourd'hui, je suis vendeuse dans un magasin de sport

et en formation de gestion. Finalement, cet accident m'a permis de prendre conscience que j'étais tout le temps "hors limites", je reviens de loin ! Je n'ose pas imaginer les conséquences si j'avais continué. Il faut savoir s'arrêter ; le sport, c'est bien, mais dès qu'on entre dans la douleur, ce n'est plus du sport... »

Accepter ses limites permet de profiter longtemps des bienfaits d'une activité physique modérée. Voici les principaux obstacles :

- Vouloir rester jeune : les fontaines de jouvence ne sont pas au point, mais cela n'empêche pas de croire qu'elles existent. Tous les moyens sont bons pour garder ou restaurer l'apparence de la jeunesse. À notre époque, l'âge de la population augmente, il y a de plus en plus de personnes âgées, peut-être cela rend-il la jeunesse encore plus désirable ? Comme nous l'avons évoqué plus haut, les meilleures conditions de vie favorisent l'allongement de l'espérance de vie. Les sexagénaires sportifs et en grande forme ne sont pas rares. Même si on peut espérer avoir très longtemps une activité sportive, même si, dans bien des sports, la ténacité des athlètes expérimentés remplace l'ardeur de la jeunesse, il faut quand même constater que les temps de récupération s'allongent et que la fatigue ressentie à l'effort s'accroît régulièrement. Agnès, bientôt nonagénaire, se plaint de ne pas pouvoir marcher plus de 2 km ; elle vient d'acheter des bâtons de marche pour la randonnée et compte parcourir de plus longues distances prochainement : obnubilée par la performance, elle en oublie le plaisir de marcher.
- Être toujours le premier : quelles que soient les circonstances, il faut se mettre en avant, montrer que l'on est meilleur que les autres. Toute performance n'est alors que la confirmation provisoire de son niveau. Cette perception des choses ne va pas dans le sens de la sérénité, car elle met en exergue le côté temporaire et relatif de ce que l'on accomplit ; la satisfaction disparaît. Au niveau du sport comme dans d'autres domaines, on compare, non pas avec des performances qui tiennent compte de la situation réelle, mais avec celles de champions ou celles que l'on réalisait avec un entraînement intense et des qualités physiques dont

on ne dispose plus. Cette attitude doit être nuancée : quand on se donne comme objectif de « tenir son rang », de « rester dans la course », le désir d'accomplir des performances inaccessibles n'est jamais bien loin.

- Enfin, une croyance très répandue empêche gravement et durablement d'accepter ses limites : se dire qu'une baisse de performance n'est que provisoire, que l'on va revenir à son meilleur niveau. Or, si cela peut arriver à la suite d'un problème passager, de courte durée, cela ne se confirme pas sur des périodes plus longues. Les athlètes le savent très bien : faute d'un entraînement régulier, le niveau baisse, et même avec les conditions optimales pour la performance, la fatigue, l'âge, le manque de soutien psychologique finissent par avoir le dessus.

Se donner de nouvelles limites

Accepter ses limites ne signifie pas renoncer, mais prendre appui sur les résultats de son auto-évaluation afin de se donner des objectifs réalistes et adaptés – sujet que nous avons déjà abordé au chapitre précédent pour réévaluer les objectifs. Ici, c'est un peu différent, car il s'agit de limites : comment savoir où les placer, comment les repérer ?

Didier

44 ans, cadre supérieur. « Je rêvais depuis très longtemps de faire le tour du monde à la voile, sans me presser et surtout en famille, avec ma compagne et nos trois enfants. Nous avons tout préparé, et nous sommes partis. À peine avions-nous traversé l'Atlantique que je me suis aperçu que j'étais en train de réaliser un rêve que j'aurais dû faire beaucoup plus tôt. Les enfants râlaient, se disputaient, manifestement ils n'étaient pas heureux ; ma compagne me soutenait avec loyauté, mais je sentais bien que ce projet était une erreur, d'autant que j'étais épuisé. Nous avons prolongé la halte aux Antilles, où nous avions des amis et de la famille, nous avons pris de vraies vacances, et nous sommes rentrés... en avion ! J'ai beaucoup réfléchi après cette aventure. Je n'avais pas perçu mes limites, je m'étais déconnecté de la réalité. Heureusement, cela finissait bien ! Depuis, je me suis donné d'autres buts, et sans aucun regret ! »

Au chapitre 5, vous avez repéré les modèles qui vous influencent. Vous allez les retrouver ici à propos des limites que vous vous fixez, et vous devrez décider lesquels sont utiles et lesquels doivent être réévalués, réactualisés. Pour vous donner de nouvelles limites, adaptées et respectueuses de votre bien-être, il va falloir apprendre à percevoir les signes de votre corps à travers vos sensations et vos émotions. Quelques-uns méritent toute votre attention : la fatigue, la modification du sommeil, la diminution du désir. Ces trois éléments dépendent étroitement les uns des autres, ils se renforcent et s'enracinent, si bien que beaucoup croient qu'il s'agit tout simplement là de leur état « normal ». Il n'y a pas véritablement de norme, sauf dans des moyennes statistiques, mais au niveau individuel, c'est toujours une affaire personnelle. Il est donc essentiel de rester réceptif à ses propres signes physiques et émotionnels, car ils permettent de se situer, de redessiner les contours de sa « normalité » personnelle.

Exercice 45

Cela me fatigue

Prenez l'exemple d'une semaine ordinaire où vous menez vos activités professionnelles et personnelles et identifiez 5 tâches que vous faites habituellement et qui vous lassent : quand vous les effectuez, vous avez envie de dire « cela me fatigue ».

Choisissez vos raisons : la routine, le manque d'intérêt, la contrainte, la pénibilité, la pression d'autrui, le stress, le bruit, l'absurdité…

Faites trois colonnes sur une feuille. Dans la première, inscrivez les activités qui vous fatiguent, et dans la colonne du milieu la raison principale correspondante.

Relevez maintenant les 3 raisons qui reviennent le plus souvent.

À présent, pour chaque raison, inscrivez dans la troisième colonne les signes physiques et émotionnels qui la caractérisent.

Exemple : Cette tâche est absurde, je ressens une sorte de lourdeur qui me freine, j'ai le sentiment que ce que je fais ne sert à rien.

Cet exercice peut s'effectuer avec tout ressenti en suivant la même démarche de repérage et de questionnement. Il permet de bien percevoir les signes qui n'appartiennent qu'à ce seul ressenti.

Revenons à la fatigue. Les solutions adaptées pour la combattre ne manquent pas, mais elles ne sont pas toutes adaptées à la difficulté. Si vous ressentez une fatigue suite à des pressions qui s'exercent sur vous, prendre du repos et dormir n'est peut-être pas mauvais, mais ne prend pas en charge l'origine du problème. Pour éliminer la fatigue due à la pression, il faut supprimer ou diminuer la cause de cette pression. Dans ce cas, le repos permet de retrouver de l'énergie, de se donner un répit.

Séverine

Séverine, 39 ans, est comptable. Elle dit s'épanouir dans son travail mais se plaint d'une fatigue qu'elle attribue à la pression qui pèse sur elle. « Il y a des périodes de l'année où il faut accélérer pour assumer la charge de travail, mais moi, je me mets la pression toute l'année, même quand la charge de travail ne l'exige pas… À ce rythme-là, je passais tous mes week-ends à dormir, et je ne faisais plus rien de ce que j'aimais, du sport, du shopping, des sorties… J'ai révisé toute mon organisation et depuis, j'ai retrouvé du temps pour moi, je ne ressens plus que des fatigues normales à la fin d'une journée de travail, mais je récupère et je me sens beaucoup mieux. »

Il est temps à présent de vous exercer à aller vers les solutions adaptées quand vous rencontrez une difficulté (voir aussi le chapitre 4).

Exercice 46

Une stratégie originale, la vôtre

Reprenez les résultats de l'exercice précédent, ou refaites-le avec un autre ressenti fréquent et peu agréable. Pour les 3 principales raisons auxquelles vous attribuez votre ressenti, imaginez la solution. Sélectionnez les deux solutions qui permettent : 1) d'y remédier dans l'immédiat ; 2) de fournir une solution à moyen ou long terme ; 3) de supprimer la cause du ressenti.

Définissez votre stratégie pour trouver une bonne manière de gérer le ressenti.

Sylvia, qui se sent fatiguée quand elle fait les courses en raison de la routine, décide de changer ses habitudes : ne pas toujours aller au même endroit, y aller avec une amie, se donner le temps d'aller prendre une tasse de thé ou de faire un peu de shopping, de chercher les ingrédients nécessaires pour une nouvelle recette. Elle met un peu de fantaisie dans son quotidien, ce qui chasse le ressenti « fatigue ».

Cultiver le plaisir

Le plaisir est indispensable à votre équilibre. Vivre en permanence dans la frustration ou la déploration de vos malheurs diminue la qualité de votre vie. Or, aujourd'hui, les attentes existentielles de chacun ont évolué, il ne s'agit plus simplement de survivre, mais de bien vivre. Les théories du *care* en vogue outre-Atlantique revendiquent pour chacun le droit à une vie digne d'être vécue, ce qui implique l'accès aux soins, à l'éducation, à la participation aux décisions citoyennes. À cela s'ajoutent d'autres attentes, en particulier la revendication de la liberté d'expression, de l'accès aux loisirs, la satisfaction du besoin de relation.

Le modèle pour une vie bonne tient compte du plaisir, c'est-à-dire d'une attente de « bien-être subjectif », expression qui désigne l'ensemble des choses qui font partie du bonheur. Pour cultiver le plaisir, se régaler de bonheurs petits ou grands, deux conditions sont nécessaires. D'abord une sorte d'autorisation : beaucoup de gens prennent pour de la vertu le fait de s'interdire le bonheur. Ensuite une capacité à trouver du bonheur en toute chose : il semble bien que, faute d'en avoir la permission, on reste imperméable à tout bonheur. À la section précédente, nous avons compris l'utilité d'accepter ses limites, de s'en donner de nouvelles : cultiver le plaisir découle naturellement de cette compréhension. Quand on a compris que l'on n'est pas un super-héros, que l'on est fermement décidé à ne pas essayer d'en être un, on peut commencer à vivre sa vraie vie. En contrepartie de ce renoncement, on obtient l'autorisation de cultiver le plaisir.

S'autoriser le plaisir

Angélique

---

28 ans, commerçante, Angélique s'applique, malgré ses contraintes professionnelles, à être une « bonne » mère. « Je ne veux pas abandonner ma vie professionnelle, pourtant, les pressions familiales ne manquent pas, mon compagnon est allemand, et dans son pays, les mères qui travaillent sont mal considérées. Je tiens bon et fais tout pour prouver que je suis une bonne mère malgré tout. Je m'occupe au maximum de ma fille qui a un an, mon jour de congé dans la semaine est pour elle. Toutes les autres contraintes, je les assume après mon travail. Heureusement, j'ai une employée qui me seconde, j'ai pu aménager mes horaires, mais pour faire face à toutes mes obligations, je n'ai plus une minute à moi. J'ai renoncé à tout loisir, à tout plaisir. Ce qui me décourage, c'est que dans mon entourage, tout le monde trouve cela normal… »

Cette logique domine chez les femmes qui croient que pour réussir, elles doivent vraiment être les meilleures dans tous les domaines. Même si les représentations et les habitudes évoluent, une double journée de travail exclut de prendre du temps pour soi : le plaisir est banni de la vie quotidienne.

Angelo

À 32 ans, Angelo s'est enfermé dans un autre piège tout aussi efficace pour s'interdire l'accès au plaisir. « Je suis issu d'un milieu défavorisé. Je travaillais bien à l'école, j'ai eu la chance de faire des études et j'occupe aujourd'hui un poste d'encadrement dans une grande entreprise. Quoi qu'il arrive, j'ai le sentiment que je n'en fais jamais assez, j'ai du mal à déléguer, j'emporte du travail à la maison, bref, je ne vis plus que pour mon travail, je n'ai pas le temps pour des loisirs, et si ma compagne arrive à me convaincre d'une sortie, je me sens coupable. »

Peut-on tirer une véritable satisfaction quand on vit avec la seule perspective de faire son devoir ?

Exercice 47

Avez-vous droit au plaisir ?

Lisez les affirmations suivantes et cochez celles avec lesquelles vous êtes globalement d'accord.

- Je ne prends pas de repos avant d'avoir terminé ce que j'ai entrepris.
- Je me prive pour faire des économies.
- Je m'efforce de ne jamais perdre de temps.
- Je fais passer mon travail avant toute autre chose.
- Je donne la priorité aux tâches vraiment utiles pour ma famille ou mon travail.
- Je renonce facilement à un plaisir si c'est pour une bonne cause.
- Je suis capable de faire de gros sacrifices pour rendre service à mes enfants.
- Je me sens coupable de m'accorder un petit plaisir.
- Quand j'ai un peu d'argent, je le dépense pour faire plaisir aux autres.
- Quand je fais des courses pour moi, je choisis toujours le moins cher.
- Je veux être irréprochable.
- Se faire plaisir, c'est une perte de temps.

Résultat : Si vous êtes d'accord avec plus de 6 affirmations, c'est que vous vous mettez beaucoup de pression et de contraintes. Il est temps de penser à vous.

Les témoignages attribuent la responsabilité de l'absence de plaisir au manque de temps. Pourtant, sans nier les conditions de vie et de travail parfois harassantes, l'attitude psychologique compte tout autant. C'est pourquoi, avant d'aménager son temps, il faut commencer par débusquer d'éventuels blocages.

Bien gérer ses plaisirs

Maëva

Maëva, 18 ans, raconte une anecdote qui lui a donné beaucoup à réfléchir. « L'été dernier, j'étais dans le jardin de mes parents en train de m'occuper des fleurs, j'adore tout ce qui concerne les jardins, je veux devenir paysagiste. Notre voisin m'interpelle et me félicite ; c'est vrai que le jardin est vraiment beau cette année. Puis il ajoute que les belles choses appartiennent à ceux qui les regardent.

Depuis, je me suis mise à mieux regarder autour de moi. Quand je vois quelque chose de beau, ça me fait du bien, même si cela ne m'appartient pas. »

Le regard que nous portons sur ce qui nous entoure peut être orienté de différentes façons : on peut tout dénigrer, se lamenter parce qu'on ne possède pas ce qui fait envie, sélectionner les côtés négatifs en toute chose, mais rien n'interdit de privilégier les bons aspects. Dans une journée, vous pourrez trouver des opportunités de plaisir, peut-être même plus nombreuses que vous ne l'imaginez. Les plaisirs sont très variés et très relatifs, certaines choses qui vous font plaisir en laissent d'autres indifférents. Les difficultés proviennent aussi de l'exclusivité : si vous n'éprouvez de plaisir qu'en vous gavant de nourriture, vous passez à côté d'autres opportunités. Le plaisir est avant tout une affaire sensorielle, mais tous vos sens n'ont pas la même exigence, et vous en privilégiez certains.

Exercice 48

Vos sens du plaisir

Pensez à une activité que vous aimez pratiquer et faites la liste des sensations agréables qu'elle vous procure.

Examinez les choses de plus près : est-ce que tous vos sens participent ?

Si non, quel est le sens privilégié ?

En pensant à cette activité, expliquez ce que vous trouvez de vraiment agréable.

Refaites l'exercice avec une autre activité et vérifiez si ce sont les mêmes sens qui sont privilégiés.

Exemple : Pietro adore courir, il court tous les jours. Il apprécie les sensations corporelles du mouvement, de la respiration, une sensation globale de bien-être. Il court dans des parcs ou des paysages qui lui plaisent, en écoutant sa musique préférée. Quand il court, il se sent présent à lui-même. Tous ses sens participent. S'il l'explique, il parle surtout des sensations et de ses ressentis. Pour d'autres activités agréables, il privilégie aussi les sensations physiques ; les aspects visuels et auditifs viennent après.

Les sens et l'interprétation des perceptions sensorielles participent du plaisir. Les mots utilisés pour désigner ces ressentis en disent long sur les degrés entre l'agréable et l'extase ! Après les sens et les sensations, il faut aussi définir les contextes dans lesquels le plaisir est présent, avec pour objectif d'augmenter le nombre de situations où le plaisir pourrait apparaître.

Exercice 49

Contextes et situations favorables au plaisir

Imaginez une semaine idéale. Quels en seraient les plaisirs ? Faites une liste comprenant au moins une dizaine de situations agréables.

Faites quatre colonnes sur une feuille. Dans la première, indiquez les plaisirs relatifs à votre vie amoureuse ou sentimentale ; dans la deuxième, les plaisirs relationnels relatifs à vos amis, votre famille, vos collègues ; dans la troisième, les plaisirs corporels relatifs à des activités physiques ou de bien-être ; dans la quatrième colonne, mettez les autres plaisirs de votre liste.

Identifiez la colonne contenant le moins de plaisirs et imaginez deux situations que vous vous sentez en mesure d'expérimenter dans ce contexte.

> **Exemple :** Odile n'a rien mis dans la quatrième colonne. Elle ajoute « aller au cinéma », « aller visiter une exposition ». Plus vous aurez de contextes possibles et plus vous aurez de plaisirs.

Il reste encore une attitude à travailler dans le cadre de l'autocoaching : ne jamais négliger les petits plaisirs. En réalité, y a-t-il vraiment de *petits* plaisirs ?

Micheline

64 ans, institutrice en retraite, Micheline s'investit dans le soutien scolaire et vient en aide aux élèves en difficulté. « Quand l'un de mes protégés revient avec un sourire radieux et une bonne note, je suis vraiment heureuse, je ressens cela comme une victoire, comme un immense espoir, et je ne pense pas à ces longues heures de travail acharné qu'il a fallu assurer pour obtenir un tel résultat ! »

Un sourire, un regard, une parole peuvent nous apporter beaucoup de plaisir. On peut aussi se réjouir de très petites choses que l'on observe autour de soi. De même, la réussite d'un objectif, même s'il peut sembler très modeste, n'est pas à négliger. On peut se réjouir de beaucoup de choses, mais avec une joie calme, sans exubérance, sans prétention aucune. Souvent, les gens qui ont échappé à un grand péril changent leur attitude, ils apprécient davantage chaque instant et découvrent de très nombreuses sources de plaisir. Existe-t-il des recettes pour le plaisir, la joie de vivre ? Des recettes, probablement pas, mais des attitudes face à la vie : vivre le présent, être bienveillant envers soi. C'est en somme le but de l'autocoaching.

BIBLIOGRAPHIE

Pour aller plus loin et parfaire votre expertise, du même auteur, chez le même éditeur :

Maîtriser l'art de la PNL, 1999

Le Grand Livre de la PNL, 2004

Déchiffrer nos comportements, 2005

Comprendre la PNL, 2006

Le Coaching pour mieux vivre, 2007

La PNL, communiquer autrement, 2010

Le Grand Livre des tests psy, 2010

50 Exercices de PNL, 2012

INDEX

L

M

O

P

R

S

T

V

Dépôt légal : Novembre 2013

Imprimé en Allemagne par BoD

www.ingramcontent.com/pod-product-compliance
Ingram Content Group UK Ltd.
Pitfield, Milton Keynes, MK11 3LW, UK
UKHW021043220726
13924UKWH00006B/2243

9 782212 557930